食管癌营养治疗

主　编　胡　坚
副主编　叶　芃　张仁泉
　　　　杨运海　沈韦羽

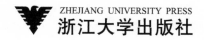
ZHEJIANG UNIVERSITY PRESS
浙江大学出版社

图书在版编目(CIP)数据

食管癌营养治疗 / 胡坚主编. —杭州：浙江大学
出版社,2016.6(2017.8 重印)
　　ISBN 978-7-308-15827-5

　　Ⅰ.①食… Ⅱ.①胡… Ⅲ.①食管癌－临床营养
Ⅳ.①R735.105

中国版本图书馆 CIP 数据核字(2016)第 101013 号

食管癌营养治疗

胡　坚　主编

责任编辑	张　鸽
责任校对	潘晶晶　林允照
封面设计	黄晓意
出版发行	浙江大学出版社
	（杭州市天目山路 148 号　邮政编码 310007）
	（网址：http://www.zjupress.com）
排　　版	杭州星云光电图文制作有限公司
印　　刷	浙江印刷集团有限公司
开　　本	710mm×1000mm　1/16
印　　张	13
字　　数	200 千
版 印 次	2016 年 6 月第 1 版　2017 年 8 月第 2 次印刷
书　　号	ISBN 978-7-308-15827-5
定　　价	78.00 元

编 委 会 名 单

主　　编：胡　坚

副主编：叶　芃　张仁泉　杨运海　沈韦羽

编　　委：（按姓氏笔划排序）

马　鸣	浙江大学医学院附属儿童医院
马洪海	浙江大学医学院附属第一医院
王一青	浙江大学医学院附属第一医院
王志田	浙江大学医学院附属第一医院
叶　芃	浙江大学医学院附属第一医院
乐涵波	舟山医院
包飞潮	浙江大学医学院附属第一医院
江　洪	杭州市第一人民医院
孙奉昊	浙江大学医学院附属第一医院
李晨蔚	宁波市第一医院
杨运海	浙江大学医学院附属第一医院
励逑元	浙江大学医学院附属第一医院
励新健	宁波市第一医院
吴旭辉	丽水市人民医院
何正富	浙江大学医学院附属邵逸夫医院
沈韦羽	宁波市医疗中心李惠利东部医院
沈海波	宁波市第二医院
沈琦斌	湖州市中心医院
张　虎	浙江大学医学院附属邵逸夫医院
张　波	浙江省台州医院
张仁泉	安徽医科大学第一附属医院
张洁苹	浙江大学医学院附属第一医院
阿布都买拉木· 　阿布都吾甫尔	浙江大学医学院附属第一医院

陈国平	浙江医院
陈保富	浙江省台州医院
周成伟	宁波大学医学院附属医院
周振宇	浙江大学医学院附属第一医院
郑国平	绍兴第二医院
孟　迪	浙江大学医学院附属第一医院
赵晓东	宁波大学医学院附属医院
胡　坚	浙江大学医学院附属第一医院
胡润磊	杭州市第一人民医院
柳　凯	宁波市医疗中心李惠利东部医院
袁　平	浙江大学医学院附属第一医院
袁小帅	浙江大学医学院附属第一医院
徐海潮	浙江大学医学院附属第一医院
黄宪平	温州医科大学附属第二医院 & 育英儿童医院
曹金林	浙江大学医学院附属第一医院
曹隆想	浙江大学医学院附属第一医院
盛景慧	浙江大学医学院附属第一医院
韩　佳	浙江大学医学院附属第一医院
喻光懋	绍兴市人民医院
傅林海	浙江大学医学院附属第一医院
舒　强	浙江大学医学院附属儿童医院
曾理平	浙江大学医学院附属第一医院
谢德耀	温州医科大学附属第一医院
楼正亮	义乌市中心医院

编写秘书：王志田　张洁苹

序

　　食管癌是一种常见的上消化道肿瘤。目前，它已被列为全球第九大恶性疾病。全球每年约有 30 万人死于食管癌。我国是全球食管癌高发地区之一，每年平均病死人数约 15 万人，占全世界死亡人数的一半。据世界肿瘤研究基金会(the World Cancer Research Fund，WCRF)统计，食管癌居全球肿瘤发病率第七位，占肿瘤死因第五位，存活率较低。2015年 2 月 3 日，世界卫生组织(the World Health Organization，WHO)发布《全球肿瘤报告 2014》(World Cancer Report 2014)：预计未来 20 年，新发肿瘤病例会增加 70%，其中有近一半出现在亚洲，其中大部分在中国，中国新增肿瘤病例数高居全球第一位。而在中国，肝、食管、胃和肺 4 种脏器肿瘤的新增病例和死亡人数均居世界首位。

　　食管是连接口、咽腔及胃的一段消化道。食管本身没有消化食物、吸收营养素的功能，也没有内分泌功能，但食管癌是对营养吸收影响最大的恶性肿瘤，更是营养不良发病率最高的恶性肿瘤。据中国抗癌协会肿瘤营养与支持治疗专业委员会的研究报道，食管癌患者营养不良的发病率高达 85%，在全部 16 种常见恶性肿瘤中位居第一，高于胰腺癌及胃癌。食管癌患者营养不良不仅发生率高，而且后果严重：不仅增加并发症发生率，而且影响生活质量，直接缩短生存时间。因此，营养治疗在食管癌的治疗中显得尤为重要，保证患者在术后的营养供给对于促进患者康复具有重要的意义。

　　浙江大学医学院附属第一医院胡坚教授等人，急食管癌患者所急，想食管癌患者所想，痛食管癌患者所痛，勇敢地挑选临床上最为棘手的恶性肿瘤——食管癌进行攻关，准确地选择食管癌患者的命门穴点——营养不良进行研究，组织专家不辞劳苦、不畏艰难地编写了《食管癌营养治疗》。这是对我国肿瘤学及营养学的一项贡献，也是对我国肿瘤防治事业的一项贡献，还是献给肿瘤患者的一份爱心。其精神不仅可嘉，而且可敬；其创举不仅可歌，而且可泣；其成果不仅可喜，而且可贺！

本书包括营养学理论基础、营养筛查与评估、器官功能改变及代谢变化、肠外营养、肠内营养、手术前营养治疗、营养治疗途径的建立、手术后及家居期间的营养治疗、营养治疗护理、儿童食管疾病的营养治疗等内容，从基础写到临床，从治疗写到护理，从医院写到家庭，内容丰富，精彩纷呈。本书一个特别的亮点是增加了营养通路建立的手术操作视频，这一创新不仅增强了本书的可读性，而且提高了本书的可用性，值得学习，值得借鉴。

接到胡坚教授的写序邀请，我诚惶诚恐，因为无论是食管癌的手术治疗，还是食管癌的营养治疗，我都只是略知皮毛。但是，我十分珍惜这样的一个学习机会，通读全书，我收获颇丰：对食管癌手术的创伤严重性有了更加深刻的认识，对食管癌手术后营养不良的病理生理有了更加深刻的理解。所有这些知识都将有益于我的临床工作，所有这些知识都将有益于我的患者朋友。在此，感谢胡坚教授的邀请，并向胡坚教授和这个编写团队的辛勤工作表示衷心感谢。本书以营养治疗为主线，以肿瘤康复为目标，以肿瘤患者为中心，以最佳结局为追求，广泛适用于不同等级的医院及不同年资的专家，是一本难得的实用型参考书。

是为序！

石汉平

Fellow of American College of Surgeon

（美国外科学院院士）

《肿瘤代谢与营养电子杂志》主编

2015 年 10 月 6 日

前　言

　　食管癌是一种常见且具有特殊性的消化道肿瘤，临床表现为进行性吞咽困难，伴有不同程度的营养不良。手术治疗是食管癌重要的基础治疗手段之一，但手术后消化道重建对饮食及营养的影响较大，应激引起的高分解状态、手术并发症、放化疗的副作用等更加剧了营养不良，而营养不良易导致患者的生活质量下降、手术疗效下降、生存率降低，严重影响患者手术后的生存期。

　　基于营养治疗对食管癌预后的重要影响，浙江大学医学院附属第一医院胸外科对食管癌患者的营养问题进行了多年的临床探索，总结出适合不同食管癌患者的营养治疗方案，且取得较好的疗效。由于导致食管癌患者营养不良的原因比较复杂，包括手术相关与非手术治疗（化疗与放疗）相关两大类，合理的营养治疗有助于明显提高食管癌患者的术后生活质量，进而明显改善治疗效果。目前，我国尚未有从营养学角度探讨食管癌治疗的书籍。我们希望本书的出版能为医护人员提供有益的参考，也非常希望相关专业或非专业人士能通过此书充分认识食管癌患者营养治疗的重要性及必要性。因此，本书旨在抛砖引玉，推进食管癌营养治疗的不断发展。

　　《食管癌营养治疗》全面、系统地介绍了食管癌术前、围手术期、术后营养治疗及相关护理知识，对营养学的基础知识和临床应用进行了详细的描述，并涵盖了儿科食管疾病营养治疗的内容，同时结合当今的新理论、新技术和新知识对食管癌营养治疗进行了深入的探讨。为了更直观地展示相关内容，本书还配备了食管癌手术相关的操作演示等视频参考资料。

本书的编写集中了国内胸外科和营养学领域专家学者们的先进经验,反映了食管癌营养治疗的最新研究进展,是临床优秀医生团队与相关专业研究生团队共同努力的结晶,是一本集实用性和先进性为一体的食管癌营养治疗专著。

　　《食管癌营养治疗》可供胸外科、营养科、康复科及肿瘤内科的医护人员、研究生及关注营养治疗的专业人士或非专业人士阅读和参考。

　　医学研究日新月异,本书也可能存在疏漏与不足,敬请读者不吝赐教。

胡坚

2015 年 11 月 6 日

目 录

第一章　食管癌营养学总论…………………………………（ 1 ）

第一节　营养学相关理论………………………………………（ 1 ）

第二节　营养筛查与评估………………………………………（ 16 ）

第三节　器官功能的改变及代谢变化…………………………（ 26 ）

第四节　营养治疗的意义………………………………………（ 31 ）

第五节　食管癌营养治疗的现状和进展………………………（ 35 ）

第二章　肠外营养……………………………………………（ 38 ）

第一节　肠外营养的概况………………………………………（ 38 ）

第二节　肠外营养的适应证及禁忌证…………………………（ 44 ）

第三节　肠外营养的实施………………………………………（ 50 ）

第四节　全肠外营养的并发症及处理…………………………（ 62 ）

第三章　肠内营养……………………………………………（ 70 ）

第一节　肠内营养的概况………………………………………（ 70 ）

第二节　肠内营养的适应证及禁忌证…………………………（ 75 ）

第三节　肠内营养的实施………………………………………（ 81 ）

第四节　肠内营养的并发症及处理……………………………（ 91 ）

第五节　肠内、肠外营养的优缺点比较 ………………………（ 95 ）

第四章　食管癌术前营养治疗………………………………（105）

第一节　食管癌术前营养治疗的概念及意义…………………（105）

第二节　食管癌术前营养治疗原则……………………………（108）

第三节　食管癌术前营养治疗方法……………………………（110）

第五章　食管癌围手术期营养治疗 ……………………………… (115)
　第一节　食管癌围手术期营养治疗的意义 ………………… (115)
　第二节　食管癌围手术期营养治疗原则 …………………… (118)
　第三节　食管癌围手术期营养治疗方法 …………………… (121)

第六章　肠内营养治疗途径的建立 ……………………………… (123)
　第一节　肠内营养治疗置管方法及营养管选择 …………… (123)
　第二节　FKJ 操作及注意事项 ……………………………… (133)
　第三节　操作演示 …………………………………………… (135)

第七章　食管癌营养治疗的护理 ………………………………… (136)
　第一节　肠外营养护理 ……………………………………… (136)
　第二节　肠内营养护理 ……………………………………… (144)

第八章　食管癌术后长期营养治疗 ……………………………… (151)
　第一节　食管癌术后长期营养的重要性 …………………… (151)
　第二节　食管癌术后长期营养的实现方式 ………………… (152)

第九章　儿科食管疾病的营养治疗 ……………………………… (166)

附　录 ……………………………………………………………… (178)
　附录 1　STRONGkids 营养风险筛查表 …………………… (178)
　附录 2　生长曲线表(女) …………………………………… (180)
　附录 3　生长曲线表(男) …………………………………… (181)
　附录 4　WHO 儿童生长标准——按年龄计重(女) ……… (182)
　附录 5　WHO 儿童生长标准——按年龄计重(男) ……… (183)
　附录 6　各年龄体重指数(BMI)(女) ……………………… (184)
　附录 7　各年龄体重指数(BMI)(男) ……………………… (191)

索　引 ……………………………………………………………… (198)

第一章

食管癌营养学总论

与其他外科手术患者一样,对食管癌手术患者进行营养治疗的目的也是为了降低术后并发症的发生率和患者的死亡率。适当的营养干预可维持或恢复机体免疫力,支持合成代谢并尽可能减轻手术创伤带来的高分解代谢反应。此外,营养治疗还着力于恢复消化道的各种特殊功能,减轻手术重建带来的损伤,满足食管癌切除和重建术后创面修复以及机体适应的需要。因此,学习和研究食管癌围手术期营养,对于食管癌的治疗和患者的康复具有重大的意义。本章在详细介绍食管癌围手术期营养之前,先对营养学相关理论、营养筛查与评估、器官功能改变及代谢变化以及营养治疗的意义等进行介绍,同时将最近的研究进展同食管癌营养治疗的现状结合起来进行综述。

第一节 营养学相关理论

一、现代营养学历史发展和基本概念

现代营养学,也就是科学的营养学,起源于工业革命后实验科学的建

立。1778—1783 年,法国化学家 Lavoisier 鉴定氧和氢,发现了氧与燃烧的关系,这标志着现代化学的诞生。与此同时,他通过测量豚鼠产生的热量和呼出的二氧化碳,首次提出"呼吸是氧化燃烧"的理论,这也成了食物化学分析和能量代谢研究的开端。1842 年,Liebig 研究蛋白质、脂肪与糖类的氧化过程,并建立了碳、氢、氮的定量测定法,明确了食物组成和物质代谢的概念。1860 年,Voit 建立氮平衡学说。1894 年,Rubner 建立测量食物代谢燃烧产生热量的方法。1899 年,Atwater 提出生热系数,并设计了更精确的呼吸能量测定仪器。这一系列重大发现为现代营养学奠定了理论基础。1912 年,Funk 通过患者观察和动物实验,发现了"生命胺"。它是第一个被发现的维生素,之后被称为硫胺素。至第二次世界大战结束,已发现的维生素有水溶性和脂溶性两大类,共 16 种,维生素缺乏病的诊断和治疗方式也日益完善。1942 年,Rose 确认了人体必需的 8 种氨基酸。第二次世界大战结束后,营养学开始全面发展和成熟,医学界对营养素缺乏症机制的研究逐渐深入。对新发的营养过剩问题的关注,以及如何处理公共卫生领域的营养学相关问题和国际政治领域的广泛合作,成为这一时期的新特点[1]。

营养学是一门研究食物与机体的相互作用,以及食物营养成分(包括营养素、非营养素及抗营养素等成分)在机体里消化、运输、分布和代谢等方面的学科。时至今日,营养学的研究对象已经包括:①人体对各种营养的需求,即营养学基础;②各类食物的营养价值;③特定人群的营养,如青少年营养、儿童营养、老年营养和孕产妇营养等;④营养与疾病的关系;⑤社区营养。广义的营养学还涉及社会、经济、文化、生活习惯和膳食心理学等多个领域和学科。而现代临床营养治疗理论的形成始于 20 世纪60 年代,首先由外科医师开始应用,所以又称外科营养,包括肠内、肠外营养[2]。

营养是人类从外界摄取食物满足自身生理需要的过程。这个过程是人体吸收、利用食物或营养物质的过程,也是人类通过摄取食物以满足机体生理需要的生物学过程。

营养素是指食物中可给人体提供能量、机体构成成分和组织修复以及生理调节功能的化学成分。人体所需的基本营养素包括碳水化合物、脂质、蛋白质、矿物质和维生素5大类。其中,碳水化合物、脂质和蛋白质因为需要量多,在膳食中所占的比重大,被称为宏量营养素;而矿物质和维生素因需要量相对较少,在膳食中所占比重也较少,被称为微量营养素。

营养素还可以被分为必需营养素和非必需营养素。根据目前的认识,人体至少需40多种必需的营养素,缺一不可,少一种就会生病、致残,甚至最终引起死亡。它们包括以下几个方面。

(1)8种必需氨基酸:赖氨酸、苏氨酸、色氨酸、苯丙氨酸、亮氨酸、异亮氨酸、缬氨酸和甲硫氨酸。

(2)3种必需脂肪酸:α-亚油酸、亚麻酸及花生四烯酸。

(3)糖类(碳水化合物):包括单糖、双糖和多糖,各种糖最终分解为葡萄糖才能被机体吸收和利用。

(4)矿物质:主要是钙和磷,还包括代谢中必不可少的钾、钠、镁、氯、硫等。

(5)必需微量元素:是指人体所必需的元素,这种元素的摄入量减少到一定的限值后,会导致某种重要生理功能的损伤;或该元素为体内生物活性物质有机结构的必需组成部分。食物及环境的微量元素可分为三大类:①人体必需微量元素,包括碘、铁、锌、硒、铜、铬、钴、钼,共8种;②人体可能必需的微量元素,包括锰、硅、镍、硼、矾,共5种;③未能肯定而又潜在有毒性的微量元素,但在低剂量时可能是人体所必需的微量元素,包括氟、铅、镉、汞、砷、铝、锂、锡,共8种。

(6)维生素:对于这类物质,人类每天的需要量以毫克或微克计,它们是体内代谢过程中不可缺少的物质,很多存在于代谢必需的酶或辅酶中并起到核心作用。任何一种维生素的缺乏都可以引起发病,轻者引起生理功能下降,重者可致死。维生素可分为脂溶性和水溶性两大类型。脂溶性维生素包括维生素 A、维生素 D、维生素 E 和维生素 K;水溶性维生

素包括维生素 B_1、维生素 B_2、维生素 B_6、维生素 B_{12}、维生素 C、烟酸、叶酸、生物素和胆碱。

(7)水：是一切生命必需的物质，也是人体内含量最多的成分。体内含水量与年龄、性别有关，年龄越小，含水量越高。成年男子含水量约为体重的 60％，女子约为 50％～55％。水分布在细胞内和细胞外，细胞内含水量约占体内总量的 2/3，细胞外占 1/3。一般成人每日需水量为 2500mL，主要来源于饮水、食物中水及内生水，内生水为蛋白质、脂肪和碳水化合物代谢产生的水。水主要经肾脏排出，其次经肺、皮肤和肠道排出，正常成人每日总排水量亦为 2500mL，使水的摄入量和排出量维持平衡。

二、临床营养治疗理论

临床营养学是研究营养素如何作为一种临床治疗或辅助治疗手段而用于疾病状态下的人的学科，主要包括营养调查与咨询、临床营养治疗、治疗膳食与试验膳食、保健膳食等[2]。其中，临床营养治疗是 20 世纪临床医学中的重大发展之一，现在已经成为危重患者救治中不可或缺的重要措施。对于外科患者，临床营养治疗是治疗过程中的重要环节，合适的营养治疗可以促进伤口的愈合，改变免疫应答，减少分解代谢的不良影响，促进脏器功能的恢复，促进疾病痊愈，降低死亡率[2-3]。下面就临床营养治疗理论进行概括介绍。

(一)实施营养治疗的标准

预期有严重营养风险且合并以下任意一项，即应实施营养治疗[4-6]：①既往史有严重营养不良或慢性病；②6 个月内体重减少大于 10％的正常体重或 1 年内减少大于 5％的正常体重；③预计手术失血大于 500mL；④体重比理想体重（ideal body weight，IBW）低 20％以上或体重指数（body mess index，BMI）小于 $18.5kg/m^2$（BMI＝体重/身高^2）；⑤儿童生长发育曲线小于第 5 百分位数或趋势线跨越两条大百分位数线；⑥在无炎症反应、肝功能不全或肾功能不全的情况下，血浆白蛋白低于 3.0g/dL

或转铁蛋白低于200 mg/dL；⑦预期患者在围手术期 7～10d 不能达到热量摄入要求；⑧存在分解代谢性疾病（如严重烧伤或创伤、败血症和胰腺炎）。

手术后，若营养摄入不足，术后 10d 内死亡率将显著增高，因此摄食应尽早进行[7]。如果出现以上问题，外科干预出现延迟，就应对有严重营养风险的患者进行 10～14d 的营养治疗，这对患者接受手术有较大益处[8]。因为明显重症的患者，尤其出现体重显著下降和病情恶化征象者，常常表现出免疫损害和抑制，从而增加感染风险，故应立即进行营养治疗（入院3d 内）。

（二）营养治疗方式的选择和实施

营养治疗的实施方式有肠外营养（parenteral nutrition，PN）和肠内营养（enteral nutrition，EN）。肠外营养就是把人体所需的营养素直接注入血液循环，以满足机体的需要。肠内营养是用口服或管饲的方法经胃肠道提供机体所需营养素的方式。肠内营养实施简单、并发症少，在其吸收和消化的过程中能增加胃肠道的血流，刺激释放胃肠激素，维持和改善肠道黏膜细胞结构和功能的完整性，防止肠黏膜萎缩，保持肠道黏膜屏障的完整性，减少肠道菌群易位、失调及肠源性感染的发生。同时，还可预防肝内胆汁淤积和肝功能损害，改善门静脉循环。Lochs 等[9]对 11 项肠内营养随机对照研究进行荟萃分析，结果显示肠内营养组患者的病死率、并发症发生率均明显下降，住院时间缩短。尽管肠外营养在应用之初被认为是外科肠衰竭患者挽救生命的重要措施，但不少研究发现接受肠外营养患者的感染发生率明显高于肠内营养组。究其原因，不但与肠外营养配方本身的缺陷、各种导管使用等因素有关，更重要的是与肠道黏膜屏障功能受损有关。Klein 等[10]分析了 13 项术前肠外营养治疗随机对照研究，结果显示，对于中、重度营养不良患者，术前给予 7～10d 肠外营养可以使术后并发症的发生率下降 10%；而对轻度营养不良患者却并无益处，还可能增加感染性并发症发生的风险。仅使用肠外营养，而无肠内营养对肠道的刺激，会导致肠道黏膜萎缩，损害肠道机械屏障和免疫屏障功能。因此，临床应该遵循"当肠道有功能且能安全使用时，就应该用肠道"

的原则。我们可以认为营养治疗的首选途径是肠内营养,但肠外营养在一些情况下也是必不可缺少的。两者各有其适应证,在临床实施过程中不应该把两者对立起来,必要时可以联合应用,进行联合营养。Hammarqvist[11]认为,对于重症患者,肠内营养和肠外营养联合应用才能获得最佳的临床治疗效果。联合营养治疗就是同时实施肠内营养和肠外营养,此时营养成分互补,总热量和营养素是两者的相加。这样能充分发挥两者的优点,而减少相应的并发症。总之,临床营养治疗应优先选用肠内营养,肠内营养不足时可用肠外营养加强,需长时间营养治疗者应采用肠内营养,只有在不能用肠内营养的情况下才用肠外营养。但在临床实际工作中仍存在一些困难,如患者不愿管饲;肠内营养剂口感不佳;患者对肠内营养剂不能耐受,出现腹胀、腹泻、腹痛等;患者胃肠道功能不全,营养素吸收不良等。在上述情况下,肠内营养无法完全满足机体需要,不能改善负氮平衡,并可能导致并发症的发生。对此类患者,应该早期进行合理的肠外营养治疗,同时要不断评价肠道功能,根据评价结果合理进行肠内营养。

1. 肠内营养途径的简述

为了肠内营养和(或)胃肠减压而进行胃肠内置管。其途径有经鼻或经口胃管、经鼻或经口小肠管、胃造瘘、小肠造瘘,以及利用作为人工肛门的小肠或结肠造口等。

(1)鼻胃管和鼻肠管:100多年前已经使用鼻胃管(nasogastric tube)进行胃肠内营养,鼻胃管至今仍是应用最多的营养管。鼻肠管(nasointestinal tube)属于幽门后营养管,与幽门前营养管(如鼻胃管)相比,可以显著减少胃食管反流引起的误吸和呕吐。

(2)经皮内镜下胃造瘘术或空肠造瘘术:经皮内镜下胃造瘘术(percutaneous endoscopic gastrostomy,PEG)是在内镜引导下,经皮穿刺置入胃造瘘管,进行胃肠内营养和(或)胃肠减压。对胃潴留而肠功能相对正常者,若需要同时进行胃减压和肠内营养,则可以在 PEG 的基础上,经胃造瘘管置入空肠造瘘管至空肠内,称为间接的经皮内镜下空肠造瘘术

（percutaneous endoscopic jejunostomy，PEJ），或称为经皮内镜下胃-空肠造瘘术（percutaneous endoscopic gastrojejunostomy，PEG-J）。

（3）经皮食管穿刺置胃管术（percutaneous transesophageal gastro-tubing，PTEG）：该途径存在一定风险，是由大石等于1994年开发的技术，目前在日本使用比较普遍。

（4）手术胃造瘘：胃造瘘术（surgical gastrotomy）于1876年由Verneuil首次成功实施。目前，其手术方式有Stamm胃造瘘术、Witzel胃造瘘术及腹腔镜胃造瘘术等。

（5）空肠造瘘术：空肠造瘘术的历史非常古老，1858年，Bush首次完成空肠造瘘术。目前，其手术方式有Stamm空肠造瘘术、Witzel空肠造瘘术、针刺导管空肠造瘘术及腹腔镜空肠造瘘术等。

2. 肠外营养途径的简述

（1）外周静脉途径：药物经过外周静脉进入血液系统，从而达到治疗目的，包括头皮针、静脉留置针等。

（2）经外周静脉穿刺中心静脉置管术（peripherally inserted central catheter，PICC）：是一种比较安全、操作方便的技术，其置管可以长期留置使用，输液速度与中心静脉导管无异，但需置管后定期护理，置管会影响肢体活动，可能诱发血栓形成、感染等并发症。

（3）中心静脉导管（central venous catheter，CVC）：一般直接穿刺颈内静脉、锁骨下静脉、颈内静脉与锁骨下静脉汇合处、股静脉等，置入导管到上腔静脉。临床上广泛使用，但操作过程中可能误伤动脉，导致心律失常、气胸、血胸、空气栓塞、臂丛神经损伤、淋巴管损伤等并发症，应注意防范。

（4）植入式静脉输液港：一种较新的输液管路技术，是一种埋植在人体内的全植入式的闭合输液系统。

3. 营养制剂的选择

（1）肠内营养剂：①氨基酸型、短肽型（要素型），又分为平衡型、疾病特异型；②整蛋白型（非要素型），又分为平衡型、疾病特异型和其他；③组件式肠内营养剂。

（2）肠外营养剂：①脂肪乳剂，有长链脂肪乳剂、中长链脂肪乳剂、单不饱和脂肪酸乳剂、多不饱和脂肪酸乳剂及结构脂肪乳剂，浓度有10%、20%和30%；②氨基酸制剂，有支链氨基酸制剂、高支链复方氨基酸制剂、复方肾用氨基酸制剂、平衡氨基酸制剂及肽类氨基酸制剂（谷氨酰胺双肽）；③碳水化合物制剂，有葡萄糖、果糖、麦芽糖及糖醇类制剂；④电解质单体，有氯化钠、氯化钾、碳酸氢钠、氯化钙、葡萄糖酸钙及硫酸镁乳酸钠等；⑤维生素单体或混合制剂，有维生素C制剂、水溶性维生素制剂及脂溶性维生素制剂；⑥微量元素混合制剂含铁、锌、碘、铜、钼、锰、铬及硒等。

（3）免疫营养剂：免疫营养（immunonutrition）是指补充具有药理学作用的特殊物质，增强免疫应答，维持正常适度的免疫反应，调整细胞因子的生成和释放，减轻炎症反应，保护肠道屏障功能完整，减少细菌易位的营养治疗过程[12]。免疫营养有益于减少胃肠外科重症患者的术后感染或非感染性并发症的发生，缩短住院时间[13]。免疫营养剂内含有的营养素包括谷氨酰胺、精氨酸、ω-3脂肪酸、牛磺酸、核苷酸等。

谷氨酰胺是必需氨基酸，几乎可以在体内所有组织中合成。谷氨酰胺可以提高免疫细胞的功能，改善应激状态下的免疫抑制。补充谷氨酰胺可以改善营养不良时的免疫抑制。谷氨酰胺可以改善肠道免疫屏障功能，它的补充可以增加肠内淋巴细胞的谷氨酰胺酶活力，有效维护淋巴细胞的功能，促进肠道浆细胞分泌分泌型IgA（secretory IgA，sIgA），增加肠道黏膜的屏障作用，因此对防治术后肠道细菌和毒素的易位具有重要意义。

精氨酸是半必需氨基酸，是所有组织蛋白质合成的底物，也是合成一氧化氮的唯一底物。众所周知，一氧化氮是一种血管扩张因子，能扩张血管，抑制血小板聚集和血管平滑肌细胞增生。精氨酸可促进血氨进入尿素循环，最后以尿素形式排出，防止氨中毒。通过提高肾血流量，精氨酸可改善肾功能，还能明显降低血氨和拮抗蛋白水解物或其他氨基酸输入时的高血氨。精氨酸还可促进垂体分泌生长激素、生长抑素、胰岛素、胰高血糖素、催乳素及胰多糖等。精氨酸还能提高细胞免疫功能和体液免疫功能。它不但能增加脾脏单核细胞分泌的白介素-2（interleukin-2，IL-2）和 IL-2 受体的活性，还能降低前列腺素 E_2 的水平，从而进一步促进 IL-2 的合成，最终提高细胞免疫功能。大量临床试验和动物试验发现精氨酸能提高体内 IgG、IgE 水平，从而改善机体体液免疫功能[14]。

ω-3 脂肪酸是多不饱和脂肪酸，主要包括 α-亚麻酸、二十碳五烯酸（eicosapentaenoic acid，EPA）和二十二碳六烯酸（docosahexaenoic acid，DHA）。ω-3 脂肪酸的功能包括：①与甘油三酯整合形成脂蛋白，并储存在脂肪组织中；②与磷脂整合形成脂蛋白以维持细胞膜的结构和功能；③部分形成游离脂肪酸后在血液循环中与白蛋白结合；④为 ATP 的合成提供底物。ω-3 脂肪酸通过多种机制进行免疫调节，还能调节肿瘤相关基因表达等作用而预防肿瘤。Ryan 等[15]研究发现，给患者补充 EPA后，对 TNF-α、IL-10 和 IL-8 的应激反应明显下降。

牛磺酸又称 α-氨基乙磺酸，因最早从牛黄中分离出来而得名。它不是氨基酸，是带有氨基的磺酸，以游离状态存在于体内，不参与蛋白的生物合成，与胱氨酸、半胱氨酸的代谢密切相关。牛磺酸是人体条件必需营养素，在淋巴细胞和粒细胞中含量丰富，具有促进免疫器官发育、淋巴细胞增殖、保护中性粒细胞和提高抗体效价等作用。Reddy 等[16]发现牛磺酸可降低侵染性结肠腺癌的发生率，明显减少肿瘤细胞的数量。薛美兰等[17]认为牛磺酸通过增强机体免疫、抗氧化、增强 DNA 损伤修复和抑制肿瘤细胞增殖等多种途径，对大鼠诱发乳腺癌的发生、生长有较明显的抑制作用。

4. 营养治疗小组（nutrition support team，NST）

Wesley[18]提出，在综合性医院中建立相应的营养治疗中心或小组，对判断患者营养治疗的指征、减少并发症的发生、提供有效的营养治疗和及时的评估是非常必要的。目前，国外临床营养的发展较快，大多数综合性医院建立了由临床医师、营养师、药剂师和护师组成的营养治疗中心或小组。而在国内，只有极少数大医院成立了营养治疗小组，因此亟须推广这方面的工作。

三、围手术期营养支持

1.手术对患者代谢的影响

除手术本身创伤引起的应激变化外,手术炎症反应、感染、组织愈合、禁食以及营养不良等可引起代谢的变化。根据 Cuthbertson[19] 的观察,休克后机体的代谢可分为落、涨两个阶段,此变化在手术患者身上同样存在。第一期,被称为消落期,以低分解代谢、低合成代谢、低血容量为特征,持续 12～24h。临床表现为"六低一高":心排出量低、血压低、氧分压低、体温低、尿量低及血糖高。整体蛋白质合成与分解都处于抑制状态。第二期,被称为起涨期,以高分解代谢和高合成代谢并存,分解代谢高于合成代谢为特征,一般持续 3～5d。此时,机体分泌大量儿茶酚胺、糖皮质激素和胰高血糖素,同时分泌炎症介质,导致一系列代谢变化。临床表现为"六高一低":体温高、心率快、呼吸快、高代谢、高血糖、白细胞高及体重低。此期的关键在于预防并发症,应尽早行营养治疗,抑制炎症反应。第三期,被称为恢复期,以合成代谢和分解代谢并存,合成代谢高于分解代谢为特征,持续 1～4 周。此时,应激反应慢慢消退,高代谢反应消退,临床表现为"六低六高":体温下降、心率减慢、呼吸变慢、白细胞下降、C-反应蛋白(C-reactive protein, CRP)下降、疼痛减轻;尿量增多、白蛋白升高、肛门排气多、讲话多、胃液分泌多、食欲增加。手术创伤的代谢变化还有四个"特异性":①细胞特异性,表现为肝细胞合成蛋白质增加,骨骼肌细胞合成蛋白质减少;②蛋白质特异性,表现为急性期蛋白、创伤修复蛋白质大量合成,而其他相关蛋白如白蛋白合成受抑制;③应激特异性,表现为手术创伤越大,应激反应越严重,代谢变化越明显,蛋白质分解越多;④部位特异性,表现为手术部位越近心的重要器官创伤后,机体代谢变化越严重[1]。

2.围手术期营养治疗的实施

围手术期包括术前、术中和术后 3 个阶段。

一些食管癌患者术前因严重的进食困难、食欲下降、肿瘤消耗等,往往存在不同程度的营养不良或较大的营养风险,从而影响对手术、放化疗的耐受力及手术后的恢复。此时,进行术前营养治疗能改善患者营养状态,增强机体免疫力和抗病能力,提高对手术、麻醉的耐受力,减少术后并发症。此时,我们提倡予以术前一周左右的营养治疗。术前营养治疗的途径选择取决于患者的胃肠道功能、食欲及营养治疗期限的需求。食管癌患者如果术前已经存在营养不良或营养风险,则说明口服已不能完全满足患者的营养需求。我们提倡肠内营养和肠外营养联合的方式。肠内营养首选口服,该方式虽然简便,但是受患者食欲、食管梗阻程度、食物被消化和吸收程度的影响。对于梗阻严重者,可以考虑经鼻管饲;对于胃管不能插过梗阻部位者,可以考虑胃造瘘管饲。我们把这些患者分为三类:第一类是术前需要营养治疗,术后不需要营养治疗,此类情况不常见;第二类是术前不需要营养治疗,而术后需要营养治疗,该情况常见于术前营养状态良好的患者;第三类是术前需要营养治疗,并且术后仍需要营养治疗,该情况在食管癌患者中比较常见。

术中主要是安全度过手术期(包括术后早期的消落期),此时主要是各种功能的复苏,而不是营养治疗。

术后营养治疗的起点在起涨期,此时患者炎症反应过激、免疫反应过抑,营养素的选择应该以抑制炎症反应、刺激免疫反应为主。基本原则就是提倡早期营养治疗,肠内营养和肠外营养联合;满足"四高一低"的要求,即高热量(此处的高热量与传统观念的高热量完全不同,特指此时的能量需求比平时高)、高脂肪、高蛋白、高水溶性维生素、低糖。同时,要遵循"三增三减"原则,即:增加 ω-3 脂肪酸,减少 ω-6 脂肪酸;增加中链脂肪酸,减少长链脂肪酸;增加支链氨基酸,减少芳香族氨基酸。进入恢复期后,机体蛋白质合成增加,此时要求提供高蛋白、低热量营养。早期要联合营养治疗,慢慢向肠内营养治疗过渡,肠内营养治疗可以口服和管饲同时进行。对于管饲要把握四个"度":①速度,先慢后快,逐渐增加,可以从 10mL/h 开始;②温度,要加温至 35～42℃,并要维持之;③浓度要适中;④耐受度,就是患者能耐受的量,个体差异较大,可以从 100mL/d 开始。

在肠内营养过程中,要注意观察"上""中""下"的表现:①上为上消化道症状,主要是恶心、呕吐;②中为腹部情况,主要是腹胀、腹痛;③下为下消化道症状,主要是腹泻、便秘。

总而言之,手术后的营养治疗要做到以下几方面。

(1)营养治疗方式:肠内、肠外营养结合,先联合后单一。

(2)营养治疗的途径:先"管"后"口","管口"并用,最后完全经口。

(3)营养治疗的配方:糖脂协调,先"清"后"渣",术后肠外营养要提高脂肪供能、减少碳水化合物供能,肠内营养先用无纤维素肠内营养素,然后用含纤维素肠内营养素。

(4)营养治疗的热量供给:供需平衡,先少后多,满足机体需求即可,不能过量也不要不足。

(5)营养的供给速度:快慢有序,先慢后快,无论肠内营养或肠外营养均是如此[1,20]。

四、化疗患者的营养治疗

1.化疗患者营养不良的病因

(1)肿瘤本身原因:恶性肿瘤患者营养消耗不仅与肿瘤局部因素有关,例如食管癌患者消化道梗阻,更与全身性多种因素有关。目前还不能明确肿瘤恶病质的原因。

(2)化疗相关原因:化疗药物不但会杀伤肿瘤细胞,还能杀伤正常组织细胞,尤其对增殖快的组织细胞更加敏感。消化道黏膜细胞是较早受累的细胞之一,化疗药物可以阻止胃肠道黏膜上皮的 DNA 合成,导致其代谢障碍,也可加重肝细胞的伤害,结果导致营养物质的吸收障碍。有些化疗药物可以刺激延髓化学呕吐中枢,引起恶心、呕吐。含铂类金属抗癌药物可以使患者的味觉敏感性降低而出现厌食。

2.化疗患者营养治疗的实施

能量需求可根据患者基础能量消耗(basic energy expenditure,BEE)、活动系数、体温系数和应激系数来确定[20],即:

能量需求量＝BEE×活动系数×体温系数×应激系数

其中，BEE算法沿用Harris-Benedict公式：

BEE（男性）＝66.4730＋13.751W＋5.0033H－6.7550A

BEE（女性）＝655.0955＋9.563W＋1.8496H－4.6756A

式中：W代表体重（kg），H代表身高（cm），A代表年龄（岁）。

活动系数：卧床为1.2，轻度活动为1.3，中度活动为1.5，恢复期为1.75以上。

体温系数：38℃取1.1，39℃取1.2，40℃取1.3，41℃取1.4。

应激系数：无并发症为1.0，术后为1.1，肿瘤为1.1，骨折为1.2，脓毒血症为1.3，腹膜炎为1.4，多发性创伤为1.5～1.6，烧伤为1.7～2.0。

3.肿瘤患者液体需要量

肿瘤患者化疗期间可能出现呕吐、腹泻等并发症，对液体的需要量要根据实际情况而定，年龄越大，液体量需求越少。对一些老年患者还要考虑心肺功能的状态。对心肺功能差者，液体量宁缺毋滥，以免诱发心肺功能不全。一般来说，成年患者每日液体量为1500～2500mL，70岁以上患者液体量要少于1500mL，同时还要考虑患者有无发热、呕吐及腹泻等情况，而适当增加液体量。此外，还要适当补充其他营养素，如免疫营养素、维生素（尤其是水溶性维生素）及微量元素等。营养治疗的途径与围手术期无异，首选肠内营养并以口服为主，如果此时造瘘管仍未拔除，则可以口服和管饲同时进行；如果患者化疗后出现严重呕吐而不能口服进食，则可以管饲。如果肠内营养不能满足患者的营养要求，一般来说低于需要量的60%以下，则可联合肠外营养。

（黄宪平，盛景慧）

参 考 文 献

[1]孙长颢.现代营养学的发展历程、现状及展望[J].中华预防医学杂志，2008，11(42)：26-28.

［2］焦广宇,蒋卓勤. 临床营养学［M］.北京：人民教育出版社,2002.

［3］Townsend CM，Beauchamp RD，Evers BM，et al. Sabiston Textbook of Surgery：the Biological Basis of Modern Surgical Practice［M］. 19th ed. Philadelphia：Saunders,2012.

［4］Weimann A，Braga M，Harsanyi L，et al. ESPEN guidelines on enteral nutrition：surgery including organ transplantation［J］. Clin Nutr, 2006，25：224-244.

［5］Dudrick SJ，Wilmore DW，Vars HM，et al. Long-term total parenteral nutrition with growth，development，and positive nitrogen balance［J］. Surgery，1968，64：134-142.

［6］Singer P，Berger MM，Van den Berghe G，et al. ESPEN guidelines on parenteral nutrition：intensive care［J］. Clin Nutr，2009，28：387-400.

［7］Sandstrom R，Drott C，Hyltander A，et al. The effect of postoperative intravenous feeding（TPN）on outcome following major surgery evaluated in a randomized study［J］. Ann Surg，1993，217：185-195.

［8］Von Meyenfeldt MF，Meijerink WJ，Rouflart MM，et al. Perioperative nutritional support：a randomised clinical trial［J］. Clin Nutr，1992， 11：180-186.

［9］Lochs H，Pichard C，Allison SP. Evidence supports nutritional support ［J］. Clin Nutr,2006,25(2)：177-179.

［10］Klein S，Kinney J，Jeejeebhoy K，et al. Nutrition support in clinical practice：review of published data and recommendations for future research directions［J］. Clin Nutr,1997,16(4)：193-218.

［11］Hammarqvist F. Can it all be done by enteral nutrition？ ［J］. Curr Opin Clin Nutr Metab Care,2004,7(2)：183-187.

［12］Calder PC. Immunonutrition in surgical and critically ill patients［J］. Br J Nutr，2007，98（Suppl 1）：S133-S139.

［13］Marimuthu K，Varadhan KK，Ljungqvist O，et al. A meta-analysis of the effect of combinations of immune modulating nutrients on outcome in patients undergoing major open gastrointestinal surgery[J]. Ann Surg,2012,255(6):1060-1068.

[14]陈亚军,齐玉梅.精氨酸免疫营养作用的研究进展[J].中国临床营养杂志,2007,15(5):310-314.

[15]Ryan AM,Reynolds JV,Healy L,et al. Enteral nutrition enriched with eicosapentaenoic acid(EPA)preserves lean body mass following esophageal cancer surgery:results of a double-blinded randomized controlled trial[J]. Ann Surg,2009,249(3):355-363.

[16]Reddy BS, Rao CV, Rivenson A,et al. Chemoprevention of colon carcinogenesis by organosulfur compounds[J]. Cancer Res,1993,53(15):3493-3498.

[17]薛美兰,张华荣,姜长青,等.牛磺酸抑制二甲醛苯蒽诱发大鼠乳腺癌及其机制研究[J].营养学报,2008,30(1):57-60.

[18]Wesley JR. Nutrition support teams:past,present,and future[J]. Nutr Clin Pract, 1995, 10(6): 219-228.

[19]Cuthbertson DP. Post-shock metabolic response[J]. Lancet,1942,239(6189):433-437.

[20]石汉平,凌文华,李薇.肿瘤营养学[M].北京:人民卫生出版社,2011.

第二节 营养筛查与评估

一、基础概念

营养风险(nutritional risk)的理念虽已被提出多年,但直到 2002 年,欧洲肠内肠外营养学会(the European Society of Parenteral and Enteral Nutrition, ESPEN)以 Jens Kondrup 为首的专家组才明确将营养风险定义为"现存的或潜在的与营养因素相关的(感染有关并发症,住院日等)导致患者出现不利临床结局的风险"[1-2]。应特别强调的是,所谓"营养风险"并不是指"发生营养不良的风险"。对有营养风险或营养不良的患者,应结合临床制订营养治疗方案。

中华医学会肠外肠内营养分会(the Chinese Society of Parenteral and Enteral Nutrition, CSPEN)编写的《临床诊疗指南:肠内肠外营养学分册(2008 版)》对营养不良进行了定义。营养不良(malnutrition)是指因能量、蛋白质及其他营养素缺乏或过度,对机体功能乃至临床结局产生不良影响。营养不良包括营养不足和肥胖(超重)[3-4]。营养不足(undernutrition)通常指蛋白质-能量营养不良(protein-energy malnutrition, PEM),是指能量或蛋白质摄入不足或吸收障碍,从而引起的特异性营养缺乏症[3-4]。

二、食管癌患者的营养特点

我国是全球食管癌高发区,虽然手术、化疗、放疗及生物治疗已取得了很大的进步,但其治疗效果仍未达到令人满意的程度。临床上,营养不良是恶性肿瘤患者的常见症状之一。据报道,近 80% 的食管癌患者存在不同程度的营养不良,部分患者常有恶病质征象,表现为厌食、进行性体重下降、贫血、低蛋白血症等,这种状态将直接影响整个治疗过程,不利于原发病的治疗,大大降低患者的生活质量,甚至影响预后[5-7]。

有研究表明,食管癌和胃癌患者比其他的癌症患者更容易发生营养不良,有 1/3～2/3 可发生恶病质。食管癌患者出现营养不良及恶病质的的原因和机制颇为复杂,有肿瘤本身的原因,也有肿瘤治疗的影响。

食管梗阻、机体高代谢状态、癌肿溃烂、慢性失血及肿瘤内分泌等因素均会影响患者的营养情况。营养物质代谢的改变,如能量消耗的改变、碳水化合物代谢的异常、蛋白质转变率的增加、骨骼肌及内脏蛋白的消耗、血浆氨基酸谱的异常、脂肪动员的增加、机体体脂储存的下降和水、电解质的失衡等,均是食管癌患者营养物质代谢的特征,也是导致营养不良和恶病质的主要原因。厌食、体重下降、组织消耗、体力状况下降,最终死亡,这是癌性恶病质的特点。许多研究提示,内源性细胞因子对肿瘤患者厌食、恶病质等有重要影响。有资料证明,肿瘤坏死因子(tumor necrosis factor-α, TNF-α)、IL-1、IL-6、干扰素-γ(interferon-γ, INF-γ)和白细胞抑制因子(leukocyte inhibitory factor, LIF)在食管癌中起着十分重要的作用[5-6]。此外,还有研究发现,肿瘤产生的某些代谢因子可直接作用于骨骼肌和脂肪组织等靶器官,导致机体代谢异常。有时,食管癌的治疗也会引起营养状况的恶化,如放疗会引起食管炎、食管纤维化及狭窄;化疗能引起恶心、呕吐和厌食等;手术治疗包括食管切除、双侧迷走神经切断术、幽门成形术和胃提拉上胸部等,所有这些都会扰乱正常的解剖结构,最终导致进食减少。另外,反流、食管吻合口瘘、饱腹感、胃排空减慢及腹泻等是手术后常见的并发症和后遗症。

因此,对食管癌患者进行营养筛查和评估就尤为重要,它有助于营养治疗的合理和有效,可改善大部分营养不良肿瘤患者的营养状况,提高患者对治疗的耐受性,减少并发症的发生,改善预后。

三、营养筛查

根据中华医学会肠外肠内营养学分会《临床诊疗指南:肠外肠内营养学分册(2008 版)》和《欧洲肠外肠内营养学会营养筛查指南(2002)版》,营养风险筛查(nutritional risk screening, NRS)是指由临床医护人员、营养师等实施的快速、简便方法,以决定是否需要制订和实施营养治疗计划[4,6]。目前,国内外均采用 NRS 2002 来判断住院患者是否存在营养不良的状况。

NRS 2002 是丹麦 Kondrup 等于 2002 年在 128 个随机对照试验(Randomized controlled trial, RCT)研究的基础上提出的营养筛查工具,是国际上第一个有循证医学基础的营养风险筛查工具,并成为欧洲肠外肠内营养学会指南推荐的住院患者筛查工具[4]。其主要包括 4 个方面的评估内容,即 BMI、近期体重变化、近期膳食摄入情况和疾病严重程度。2005 年开始,中华医学会肠外肠内营养学分会对其进行修正,指出除采用 BMI<18.5kg/m²的国人标准外,其余均与欧洲标准一致。大量实践表明,NRS 2002 是可行的、高效的临床营养风险筛查工具。营养风险筛查评分简表见表 1-1。

表 1-1　营养风险筛查评分简表(NRS 2002)

姓名:_____　　性别:_____　　年龄:_____岁　病床:_____
联系方式:_____　　科室名称:_____　　病例号:_____
主要诊断:1._____　　2._____　　3._____
营养风险总评分:_____分　　(疾病有关评分+营养状况评分+年龄评分)
风险初筛:以下任一项答"是",则进入最终筛查;答"否",应每周重复调查一次。
是否 BMI<20.5kg/m²?　　　　　　是 □　　　　　　　否 □
患者在过去 1～3 个月有体重下降吗?　是 □　　　　　　　否 □
患者在过去的 1 周内有摄食减少吗?　是 □　　　　　　　否 □
患者有严重疾病吗(如 ICU 治疗)?　是 □　　　　　　　否 □
主要诊断:如果患者有以下疾病,则请在□打"√",并参照标准进行评分(无为 0 分)
评分 1 分:营养需要量轻度增加。 髋骨折□　慢性疾病急性发作或有并发症□　COPD□　血液透析□　肝硬化□ 长期血液透析□　糖尿病□　一般肿瘤□ **评分 2 分**:营养需要量中度增加。 腹部大手术□　脑卒中□　重度肺炎□　血液恶性肿瘤□ **评分 3 分**:营养需要量重度增加。 颅脑损伤□　骨髓移植□　ICU 患者(APACHE>10 分)□ 小结:疾病有关评分_____
营养状况: 1.BMI(kg/m²)　　　　　　　　　　(体重_____kg　身高_____m) □18.5～20.5(2 分)　　□小于 18.5(3 分)　　　　　＊小结_____分 注:因严重胸腹水、水肿得不到准确 BMI 值时,用白蛋白替代(按 ESPEN 2006)g/L(<30g/L,3 分)。 2.近期(1～3 个月)体重是否下降?(是□,否□);若是体重下降,下降_____kg。 体重下降>5%是在:□ 3 个月内(1 分)　□ 2 个月内(2 分) 　　　　　　　　　□ 1 个月内(3 分)　＊小结_____分 3.一周内进食量是否减少?(是□,否□) 如减少,较从前减少　□ 25%～50%(1 分)　□ 50%～75%(2 分) 　　　　　　　　　□ 75%～100%(3 分)　＊小结_____分 综合:营养受损评分 □ 0 分　□ 1 分　□ 2 分　□ 3 分(注:上述 3 个小结评分取 1 个最高值)
年龄评分:　　　　　□ 70 岁及以上(1 分)　　　　□ 70 岁以下(0 分)
调查者:　　　　　审核者:　　　　　日期:

1.操作的质量控制[6]

（1）患者知情同意参加。需要说明营养风险筛查的意义，无额外费用、无创伤，仅测身高、体重和询问少量问题。

（2）入院日期、姓名、性别、年龄（具体到岁）、病房、病床、病历号及联系电话均按照入院记录的内容填全。

（3）入院诊断：按照24h入院病历描述的诊断填写。如果与所罗列的疾病相同，就在相应栏目打钩；如果不同，则向表中所罗列的诊断靠拢，给出评分。疾病营养需要量程度分类按照随机对照临床研究的结果。对于没有明确列出诊断的疾病参考下面的评分方法，依照调查者的理解进行评分。

（4）注意在早晨免鞋后测定身高，实际体重应尽可能空腹、着病房衣服、免鞋测量。身高的测量值精确到0.5cm，体重的测量值精确到0.5kg，计算出 BMI（精确到小数点后1位）。

（5）近期（1～3个月）体重是否下降。先询问患者近期内体重是否有变化，是否下降。如果体重有下降且下降超过5％，则问清体重下降是在3个月内，还是2个月内，或者1个月内。

（6）1周内进食量是否减少。询问近1周内进食量的变化，是减少了1/4、1/2，还是3/4以上。

（7）在营养状态受损评分中，各项评分取最高分作为该项评分。

2.评分方法及判断[6]

NRS 2002总评分计算方法为3项评分相加，即疾病严重程度评分＋营养状态受损评分＋年龄评分。其中年龄评分：超过70岁者总分加1分（即年龄调整后总分值）。

结果判断：总分值为3分，表明患者有营养风险，可制订一般性营养治疗方案。总分值＜3分，则需要每周复查营养风险筛查。

如果患者将在一周内进行大手术，则需要加上大手术的分值。

如达到3分，则需结合临床制订营养干预计划，在手术后开始营养治疗。

NRS 2002 对疾病严重程度的评分及定义如下。

(1)1分:慢性疾病患者因出现并发症而住院治疗;患者虚弱但不需卧床;蛋白质需要量略有增加,但可以通过口服和补液来弥补。

(2)2分:患者需要卧床,如腹部大手术后,蛋白质需要量相应增加,但大多数人仍可以通过营养治疗得到恢复。

(3)3分:患者在加强病房中靠机械通气支持,蛋白质需要量增加而且不能被营养治疗所弥补,但是通过营养治疗可能使蛋白质的分解减少。

《肠外肠内营养指南(2008)》编委会全体成员一致通过如下意见:现阶段可以将 NRS 达到重度营养风险作为住院患者需要营养治疗的适应证。对于 NRS 达到营养风险的患者(≥3 分),应该直接进入制订营养治疗方案程序[4]。

四、营养评估

根据中华医学会肠外肠内营养学分会《肠外肠内营养指南(2008)》《肠外肠内营养操作规范(2008)》和《欧洲肠外肠内营养学会营养筛查指南(2002 版)》,营养评估(nutritional assessment)是指临床营养专业人员通过膳食调查、人体组成测定、人体测量、生化检查、临床检查及综合营养评定方法等,对患者的营养代谢和机体功能等进行全面检查和评估,以确定营养不良的类型及程度,估计营养不良所致后果的危险性,用于制订营养治疗计划,考虑适应证和可能的副作用,并监测营养治疗的疗效。

自 20 世纪 70 年代以来,营养评估方法日益完善,包括使用单一指标,和复合指标两大类。单一指标,如体重指数、血清白蛋白、视黄醇结合蛋白及淋巴计数等。复合指标,如主观全面评价法、微型营养评定等,这在很大程度上提高了对患者营养评估的可行性、可靠性、敏感性和特异性。

(一)体质测定方法

1.解剖学指标

(1)上臂围测定:上臂围,即肩峰与鹰嘴连线中点的臂围长,此法简便易行,但影响因素多,灵敏度较差。

　　(2)肱三头肌皮褶厚度测定:皮下脂肪含量约占全身脂肪总量的50%,通过皮下脂肪含量的测定可推算体脂总量,并间接反映热量的变化。

　　2.体重指数测定法(BMI)

　　BMI＝体重(kg)/[身高(m)]²,是反映患者营养状况的重要指标。正常:BMI 为 20～25kg/m²。肥胖:BMI＞30kg/m²。营养不良可能:BMI 为 18.5～20。营养不良:BMI＜18.5kg/m²。

　　3.功能测试

　　功能测试包括手握力测试和呼吸功能测定。手握力测试可反映患者肌肉的丧失程度,是提示早期肌肉功能变化的有效测量指标。通过对营养不良患者的呼吸峰流量的测定,可反映呼吸肌肌力情况,间接提示营养状况。

　　(二)生化指标

　　1.血清蛋白测定

　　血清蛋白测定包括血清白蛋白、转铁蛋白、前白蛋白及视黄醇结合蛋白的测定。营养不良时,其测定值均有不同程度的下降。血清白蛋白半衰期为 20d,转铁蛋白为 8d,前白蛋白为 2d,视黄醇结合蛋白为 12h。因半衰期的不同,它们分别代表不同时期的营养状况变化,为营养治疗及之后的再评估提供重要的生化依据。

　　2.3-甲基组氨酸测定

　　3-甲基组氨酸是肌纤蛋白和肌球蛋白分解的最终产物。尿中3-甲基组氨酸排出量的测定可反映肌肉的分解情况。其值越大,反映体内分解越亢进,负氮平衡越明显,提示营养不良。因此,尿中 3-甲基组氨酸排出量的测定是观察蛋白质分解状态较为理想的方法之一,这是一项常用以观察营养治疗效果的指标。

　　3.免疫学指标

　　外周血的淋巴细胞计数可反映机体的免疫状态,当计数＜1500/μL 时提示营养不良。此外,白细胞功能、抗体及补体水平的高低均有助于评估患者的营养状态。

4.氮平衡指标

氮平衡指标是指通过测定氮的摄入和排出量来评价人体蛋白质代谢状况,估计患者处于正氮或负氮平衡状态,这是评价机体蛋白质营养状况最可靠的指标。但临床应用中往往高估氮的摄入量并低估氮的排出量,因此氮平衡测定常常仅用于实验研究。

(三)复合指标工具

1.整体营养状况主观评估[8-11]

整体营养状况主观评估(patient generated-subjective global assessment,PG-SGA)是于1993年经由Ottery修改多伦多大学设计的主观性整体营养状况评量表而来的,最初用于评价外科患者在手术前是否需要营养介入,目前临床上也用于任何住院、门诊及家庭护理等患者。

该法认为身体组成的变化与进食的改变、消化道功能的变化、身体功能的改变、肌肉的消耗以及活动能力的变化等相关联,其特点是省略了人体测量和生化检验,以翔实的病史资料为评判依据。该法的信度和效度已经得到检验,但仍有一定的局限性。如:它更多反映疾病状况,而非营养状况;更侧重于反映慢性的营养不足,不易区分轻度营养不足,无法及时反映患者营养状况的变化,使该工具不能满足临床快速筛查的目的。

PG-SGA的主要内容及评定标准见表1-2。

表1-2　PG-SGA主要内容及评定标准

指　标	A级	B级	C级
近期(2周)体重改变	无/升高	减少<5%	减少>5%
饮食改变	无	减少	不进食/低热量流食
胃肠道症状(持续2周)	无/食欲不减	轻微恶心、呕吐	严重恶心、呕吐
活动能力改变	无/减退	能下床走动	卧床
应激反应	无/低度	中度	高度
肌肉消耗	无	轻度	重度
三头肌皮褶厚度	正常	轻度减少	重度减少
踝部水肿	无	轻度	重度
上述8项中,至少5项属于B或C级者,可分别被定义为重度或中度营养不良			

2. 微型营养评定[12-16]

欧洲肠外肠内营养学会认为微型营养评定（mini nutritional assessement，MNA）可作为老年患者的营养评估标准。其评定内容包括：①人体测量，包括身高、体重及体重丧失；②整体评定，包括生活类型、医疗及疾病状况（如消化功能状况等）；③膳食问卷，包括食欲、食物数量、餐次、营养素摄入量及有无摄食障碍等；④主观评定，包括对健康及营养状况的自我监测等。根据上述各项评分标准计分并相加。该方法简便易行，经培训后可以在 10min 内完成。有研究证明，该法既可用于评估已存在营养不良的患者，也可用于评估仅存在营养不良风险的患者。此外，还可用于预测健康结局、社会功能、病死率、就诊次数和住院费用等。

3. 营养不良通用筛查工具[17]

营养不良通用筛查工具（malnutrition universal screening tool，MUST）主要用于蛋白质-能量营养不良及其风险的筛查。其主要包括三方面的评估内容：①BMI；②最近体重丢失情况；③疾病对进食状态的影响。通过三部分评分得出总分，并依据总分高低分为低风险、中等风险和高风险。其适用于社区患者营养状况的评定，需定期进行重复筛查。该工具的优点在于容易使用和快速。MUST 是新近发展的营养风险筛查工具，需进一步的研究证明其预测性和有效性。

五、小　结

营养不良以及营养风险在临床上普遍存在。肿瘤患者营养不足和营养风险问题十分突出，更应合理进行营养治疗。目前，肠外营养与肠内营养已大规模应用，客观上需要确定患者应用肠外营养与肠内营养的适应证，并为营养治疗提供依据。营养风险筛查和营养状态评估是识别肿瘤患者营养问题，判断其是否需要营养干预的重要手段。食管癌患者的营养评估应综合体质测定指标、实验室检查、营养筛查工具来判断患者当时的营养状况，确定营养不良的类型和程度，结合患者自身病情为临床肠外营养与肠内营养的应用提供依据，以最终改善患者临床结局及生活质量。

在肿瘤学科方面,国内较少见熟练掌握营养评定方法的医务人员,普遍存在营养不足和有营养风险的肿瘤患者未接受营养支持的现象。因此,肿瘤学科领域推广普及营养筛查和评估工具的使用并明确营养治疗的适应证是十分必要和急迫的。

(楼正亮,韩　佳)

参 考 文 献

[1]Lochs H，Allison SP，Meier R，et al. Introductory to the ESPEN guidelines on enteral nutrition：terminology，definitions and general topics[J]. Clin Nutr，2006，25：180-186.

[2]Kondrup J，Allison SP，Elia M，et al. ESPEN guidelines for nutrition screening 2002[J]. Clin Nutr,2003,22：415-421.

[3]Sobotka L. 临床营养基础[M]. 蔡威,译. 2 版. 上海:复旦大学出版社,2002.

[4]中华医学会.临床诊疗指南:肠内肠外营养学分册[M].北京:人民卫生出版社,2008.

[5]于康,夏莹,王猛昭,等.营养风险筛查和主观全面评定用于肺癌非手术患者营养筛查的比较[J].中国临床营养杂志,2008,16(6):28-30.

[6]李成,王维利,张淼,等.癌症患者营养筛查的应用与展望[J].护理研究,2012,26(5A):1153-1155.

[7]石远凯.临床肿瘤内科手册[M].5 版.北京:人民卫生出版社,2007.

[8]Detsky AS，McLaughlin JR，Baker JP，et al. What is subjective global assessment of nutritional status? [J]. JPEN，1987,11(1):8-13.

[9]Jeejeebhoy KN，Detsky AS，Baker JP. Assessment of nutritional status [J]. JPEN,1990,14(Suppl 5):S193-S196.

[10]Sungurtekin H，Sungurtekin U，Hanci V，et al. Comparison of two nutrition assessment techniques in hospitalized patients[J]. Nutrition，2004，20(5):428-432.

[11]Christensson L，Unosson M，Ek AC. Evaluation of nutritional assess-

ment techniques in elderly people newly admitted to municipal care [J]. Eur J Clin Nutr, 2002,56(9):810-818.

[12]Murphy MC, Brooks CN, New SA, et al. The use of the mini-nutritional assessment(MNA) tool in elderly orthopaedic patients[J]. Eur J Clin Nutr, 2000, 54(7):555-562.

[13]Beck AM, Ovesen L, Osler M. The "Mini Nutritional Assessment" (MNA) and the "Determine Your Nutritional Health" Checklist (NSI Checklist) as predictors of morbidity and mortality in an elder Danish population[J]. Br J Nutr, 1999, 81(1):31-36.

[14]Griep MI, Mets TF, Collys K, et al. Risk of malnutrition in retirement homes elderly persons measured by the "mini-nutritional assessment"[J]. J Gerontol A Biol Sci Med Sei, 2000, 55(2):M57-M63.

[15]Gazzotti C, Albert A, Pepinster A, et al. Clinical usefulness of the mini nutritional assessment(MNA) scale in geriatric medicine[J]. J Nutr Health Aging, 2000, 4(3): 176-181.

[16]Beck AM, Ovesen L, Schrol M. A six months prospective follow-up of 65+-y-old patients from general practice classified according to nutritional risk by the mini nutritional assessment[J]. Eur J Clin Nutr, 2001,55(11):1028-1033.

[17]梁晓坤,蒋朱明,于康. 常用营养风险筛查工具的评价与比较[J]. 中国临床营养杂志,2008,6：361-364.

第三节　器官功能的改变及代谢变化

一、器官功能的改变

食管癌患者最主要的功能改变是吞咽功能障碍,临床表现为下咽不适,中医称之为"噎膈"。即使在癌症早期,患者吞咽时也有不同程度的胸骨后烧灼感或针刺样胸骨后疼痛,轻度哽噎或在食管内、咽部有异物感,进粗食和过热食物时症状加重,多可自行缓解。随着病情的加重,患者出现典型的进行性吞咽困难症状。由于病理类型和病变程度的不同,患者可出现持续性胸痛(多见于溃疡型和穿透食管壁侵犯后纵隔的病例)、声音嘶哑(肿瘤或转移性淋巴结侵犯喉返神经的病例)。肿瘤侵犯食管和支气管可引起呛咳。发生食管气管瘘后,可并发肺炎、肺脓肿,甚至窒息致死。晚期食管癌患者可表现出脱水、贫血及消瘦等恶病质体征,同时可发现锁骨上有转移的淋巴结团块。如有远处转移,则可进一步引起相应症状[1]。

值得重视的是食管癌术后的器官功能改变。早在 20 世纪末,已有一批中国学者对其进行了临床报道[2-3],证实在食管癌患者根治性切除术后,各系统器官的功能会发生显著改变,而究其原因,这与患者术后的生活质量及手术并发症等密切相关。

术后器官功能改变的最主要表现为消化系统功能的显著降低,同时患者处于隐性营养不良状态。以戴家训等[2]报道的数据为例,于食管癌术后 8~12 个月测量患者胃分泌游离酸和总酸的能力,结果分别降低 18.41(约 49.0%)与 23.24(约 38.8%)酸度,试餐后分别降低 24.23(约 48.0%)与 30.17(约 40.1%)酸度;分泌胃酸的高峰时间分别延长 15.2min 与 9.1min。术后腹腔胃肠功能运动亢进,胃排空时间缩短 88.8min(下降约 37.9%),幽门第一次开放时间较术前缩短 122.4s(约 64.2%),腹腔胃肠蠕动间隔时间较术前缩短 2.83min(14.9%),钡剂排出体外时间缩短 8h(27.5%);十二指肠明显移位变形,管腔扩张。国内外其他专家亦有类似报道[3]。而戴家训等对上述变化的机制考虑主要有以下几点。①胃上提到胸腔致使幽门窦呈漏斗状,十二指肠轻度伸直,管腔增粗。食物直接刺激幽门窦,引起反射性腹腔胃肠蠕动增强。上述因素均可导致胃内容物倾泻和通过十二指肠。②迷走神经被切断,胃泌酸能力降低。③术后胃排空明显加速,促胃液激素释放相应减少,胃泌酸也减少。④胃广泛游离,供血明显减少,久之可引起胃黏膜炎症甚至萎缩。

而关于胸腔胃术后蠕动则意见不一,张德超等[3]发现38%的胸腔胃术后有蠕动,而戴家训等[2]的数据则显示59.1%的胸腔胃术后有蠕动。此差别产生的原因首先应考虑不同中心的数据之间有差异,这可能与术后的观察体位有关,胸腔胃蠕动波较弱,故而立体透视存在困难。胃壁内神经丛对胃体运动有调节作用,胃壁平滑肌本身也有自主节律性收缩能力,因此,切断部分胃周神经,将胃移植到胸腔,并不能使胃完全丧失运动功能。

有一部分食管癌患者手术前后的丘疹试验结果存有明显差异,说明患者术后存在隐性水肿的可能性,其原因可能与消化系统功能降低和低蛋白血症相关,而不是心源性及肾源性因素导致水肿的发生。

除消化系统功能变弱之外,食管癌患者术后肺功能降低也比较明显。肺活量和最大肺通气量分别降低29.51%和21.36%,考虑胸腔胃使胸腔容积减小,术侧膈肌运动减弱或麻痹以及单侧甚至双侧胸腔粘连等。他们认为食管癌手术对肺功能的影响与全肺切除术相似,因此在选择食管癌手术时,不能低估肺功能检查的意义,手术时也应采用缩小胃体积的方式,术中尽量保护对侧胸膜等,以减少对肺功能的影响[2]。

二、代谢变化

食管癌患者在能量和三大营养素代谢方面存在异常。我们通常认为,肿瘤组织获取能量的方式以葡萄糖酵解为主,而这个过程同正常细胞相比耗能多且产热效率低,同时会产生大量乳酸,故而导致晚期患者的静息能量消耗较常人大,而糖酵解的发生亦被认为是区别恶性食管癌细胞和正常人类细胞的重要特征之一。荷瘤机体外周组织利用葡萄糖的效能下降,同时耐受胰岛素,从而导致糖耐量异常,糖异生作用增强;而蛋白质分解加速,体内主要表现为负氮平衡并伴有氨基酸代谢异常,表现为骨骼肌萎缩、内脏蛋白消耗、瘦组织群下降、低蛋白血症、血浆氨基酸谱异常;而在脂肪代谢过程中则会表现为内源性脂肪水解和脂肪酸氧化增强,继而甘油三酯转化率增加,最终导致脂肪储存严重耗竭[4]。

1. 糖类代谢改变

食管癌作为恶性肿瘤之一,其细胞的能量获取方式以葡萄糖酵解为主,在有氧条件下,食管癌细胞仍通过与无氧环境相同的葡萄糖摄取方式产生乳酸,这个现象被称为"Warburg 效应"[5]。食管癌细胞糖酵解具有重要的病理生理学意义。

首先,糖酵解为食管癌细胞提供更多能量。食管癌细胞除通过线粒体有氧代谢之外,尚能在缺氧情况下利用糖酵解提供额外的 ATP,而更多能量则为食管癌细胞的无限制增生提供了基础。

其次,糖酵解启动食管癌细胞自主营养摄取。正常细胞启动对营养物质摄取的生物学行为需要依赖外源性刺激信号,而糖酵解则可直接启动食管癌细胞对营养物质的摄取,并作为重要生物信号介导食管癌细胞完成更直接自主的营养物质摄取。

葡萄糖是生物体内最合适的能源载体,而食管癌细胞却通过糖酵解通路产生大量乳酸,进而经糖异生作用再生成葡萄糖,这一过程大大增加了宿主的能量消耗。我们知道,1mol 葡萄糖酵解仅生成 2mol ATP,而自乳酸再合成葡萄糖需消耗 6mol ATP,故而每次葡萄糖合成的过程会伴随 4mol ATP 的消耗,这导致了大量能量的流失。正常人体约有 20% 的葡萄糖转化是由 Cori 循环完成的,但在恶病质食管癌患者中,50% 的葡萄糖转化是由 Cori 循环完成的,60% 的乳酸再次进入 Cori 循环。此外,食管癌患者对葡萄糖的耐受力较差,这可能是胰岛素抵抗或周围组织敏感性差以及胰岛素释放量下降导致的,也有可能是因食管癌患者存在高胰高血糖素血症,从而加速了葡萄糖更新率[6]。

2. 蛋白质代谢改变

食管癌患者的蛋白质代谢改变主要表现为蛋白质合成的减少和分解的

增加导致蛋白质转化率升高,进而导致骨骼肌萎缩、内脏蛋白质消耗、瘦组织群下降、低蛋白血症、血浆氨基酸谱异常等,机体呈现负氮平衡。食管癌患者内源性氮丢失的主要场所是骨骼肌。占正常成人体重约40%的骨骼肌是瘦组织群的主要成分。因此,骨骼肌对蛋白质的消耗是导致食管癌患者营养状况偏差伴恶病质的首要原因,同时蛋白质丢失的程度与患者的生存时间密切相关,这已成为当代营养学的共识。食管癌患者蛋白质消耗所致的负氮平衡与正常机体因单纯性饥饿所致的氮丢失在机制上亦有区别。食管癌患者通过自体蛋白质分解为肿瘤代谢活动提供大量底物,进而经由肝脏合成更多肿瘤相关蛋白和急性相反应蛋白。而这些蛋白合成的增加被认为是一种集体对炎症的代偿反应,经由多学科临床试验证实,不仅食管癌患者,胰腺癌、肺癌及肾癌等其他恶性肿瘤患者急性相反应蛋白的合成均明显增加,这同时也与患者的体重下降和生存期缩短显著相关。

目前研究已证实,食管癌患者蛋白质降解的增加至少存在3种独立机制:①溶酶体蛋白酶途径;②钙依赖的蛋白酶途径;③ATP-泛素-蛋白酶体途径。其中,泛素-蛋白酶体途径是主要的机制。各种细胞因子(如 TNF-α、IL-1、IL-6、IFN-γ 以及蛋白降解诱导因子等)均参与肿瘤细胞的蛋白质代谢,而其余机制通路仍在研究中。

3. 脂肪代谢改变

食管癌患者的脂肪代谢改变主要表现为两部分:①内源性脂肪的水解和脂肪酸的氧化增强,故而三酰甘油转化率增加;②外源性三酰甘油的水解减弱,使血浆游离脂肪酸的浓度升高。而内源性脂肪代谢的增强则导致机体脂肪储存下降,体重减轻。因此,脂肪消耗过多成为肿瘤患者营养状态差和恶病质的主要特征之一。研究发现,食管癌患者的脂肪代谢变化在肿瘤发生的早期即已存在,食管癌患者在体重丧失前就已经存在游离脂肪酸增加的现象,即使给予外源性营养治疗,也不能抑制体内脂肪的持续分解和氧化[7]。而在荷瘤状态下,机体可利用的主要能源物质同样是脂肪酸,故而人体正常组织和肿瘤对脂类的利用均增加。脂肪分解增加时,部分由脂肪分解而来的脂肪酸再酯化为三酰甘油,表现为三酰甘油和脂肪酸循环增强,该循环过程需要消耗能量,导致机体的能量消耗增加,这也可能是间接导致机体组织消耗的诱因[8]。

食管癌患者脂肪代谢障碍的机制目前尚未完全阐明,可能是机体脂肪动员激素水平升高和胰岛素抵抗、肿瘤本身或髓样组织产生并释放瘦素(leptin)、脂联素(adiponectin)、TNF-α、IL-6、IL-8 和脂肪动员因子(lipid mobilizing factor,LMF)等细胞因子和肿瘤代谢因子等所致。这也是全球研究的热点之一,相信未来会有更多机制为我们所知。

(沈琦斌,袁小帅)

参 考 文 献

[1]郑树森. 外科学[M]. 2 版. 北京:高等教育出版社,2011.

[2]戴家训,张进华. 食管癌外科手术后器官机能变化[J]. 中国肿瘤临床, 1991,18:306-307.

[3]张德超. 食管癌切除术后附加与不附加幽门成形术的对比研究[J]. 中华外科杂志,1983,21:455.

[4]李苏宜. 营养治疗是食管癌综合治疗重要组成部分[J]. 肿瘤学杂志, 2011,17:401-403.

[5]Warburg O. On the origin of cancer cells[J]. Science,1956,123(3191): 309-314.

[6]Vander Heiden MG,Cantley LC,Thompson CB. Understanding the Warburg effect:the metabolic requirements of cell proliferation[J]. Science,2009,324(5930):1029-1033.

[7]Cao DX,Wu GH,Yang ZA,et al. Role of 1-adrenoceptor in increased lipolysis in cancer cachexia [J]. Cancer Science, 2010, 101 (7): 1639-1645.

[8]吴国豪. 恶性肿瘤患者代谢改变及对策[J]. 中国实用外科杂志,2008,28: 608-610.

第四节　营养治疗的意义

一、外科营养治疗的意义

营养治疗起源于 20 世纪 60 年代,一般经口、肠道或肠外途径为患者提供较为全面的营养素,临床上包括肠内营养和肠外营养[1]。随着理论的发展和技术的进步,现代临床营养治疗已发展成为患者救治过程中不可缺少的重要部分[2]。

由于社会的老龄化和病情的复杂化,越来越多的患者合并多项基础疾病以及病理性肥胖,因此患者在入院时大多存在营养不良。我国于 2005 年开展的一项针对呼吸科、肾脏科、消化科、神经内科、普外科及胸外科等六个专科患者的营养风险筛查结果显示,总营养不良发生率为 11.3%,具有营养不良风险患者的比例为 33.9%[3]。尤其是外科患者,由于创伤、炎症、外科手术,以及不能经消化道进食等因素,机体处于高分解代谢状态,体内的糖原、脂肪不断分解,而营养物质得不到足够的补充,这就导致外科患者营养不良发生率达 20%~50%。患者的能量、蛋白质以及其他营养素的缺乏或过度,都会对机体功能以及临床结局造成不良影响[4]。这种不良的营养状态影响了患者的手术治疗效果。有文献表明,合并术前营养不良的消化道肿瘤患者,术后并发症的发生率和病死率均显著升高。营养不良已成为影响手术并发症的独立预测因子和长期生存的主要因素[5]。

近年研究表明,对已有营养不良或有营养风险的患者进行临床营养治疗,可以提高患者对手术的耐受能力,降低术后并发症的发生率,提高患者康复率,缩短住院时间,改善临床结局[6]。因此,采用必要的营养治疗来改善患者的营养状态显得十分重要。

及时、合理的营养治疗能够为患者提供充足的营养底物,提高机体的抗应激、抗感染能力，维护肠道屏障及其功能，维持人体蛋白质稳定，减少自身组织分解，保护组织、器官的结构与功能。尤其对于外科患者，由于处于"饥饿"或"应激"状态，机体免疫功能低下，分解代谢亢进，患者往往存在营养不良或营养风险。因此，围手术期营养治疗显得尤为重要。当前研究认为，营养治疗对并发症的预防和治疗有重要作用。王新颖等指出，营养治疗可改善外科患者的营养状况，支持胃肠道休息，促进组织的愈合和肠黏膜的增殖，增强肠道屏障功能[2]。黎介寿院士[7]指出，营养治疗不仅仅为患者解决营养问题，提供能量，恢复"正氮平衡"，更重要的是使细胞获得所需的营养底物，从而进行正常或近似正常的代谢，以维持其基本功能，以及纠正患者体内异常的生理、病理改变，保护或改善器官、组织的功能和结构，改善包括免疫功能在内的各种生理功能，以达到有利于患者康复的目的。

二、食管癌营养治疗的意义

肿瘤患者往往可因营养摄入不足、代谢异常等多种因素造成营养不良和体重下降。于康等[8]在对恶性肿瘤患者营养调查后发现，入院时即有26.4%的肿瘤患者存在营养不良的问题，45.6%的患者存在营养风险。法国一项针对154家医院病房中癌症患者的研究发现，39%的患者存在营养不良，其中食管癌和（或）胃癌营养不良发病率为60.2%[9]。

食管癌是常见的消化道肿瘤，患者几乎均存在吞咽困难。加上肿瘤本身的影响，食管癌患者往往伴随营养不良或营养风险。韩东景等[10]研究发现，BMI<18.5kg/m^{2}者，营养不良发生率为26.7%；NRS 2002评分≥3分者，营养风险发生率为57.4%。此外，肿瘤的病理分期、肿瘤造成梗阻的程度和患者的文化程度是影响营养不良与营养风险的主要因素。营养不良不但会导致食管癌患者手术死亡率升高和手术并发症增加，还可能导致患者住院时间延长，生活质量下降，住院费用增加及生存期缩短[11]。

对于无吞咽困难的食管癌患者，营养强化监督的方式可很好地改善营养状态，提高生活质量，增强患者对手术治疗的耐受性。对于有吞咽困难的患者，鼻饲管营养也同样能使得患者在营养状态以及治疗耐受性上获得临床受益[12]。Llop-Talaverón等[13]回顾性地研究了营养治疗与发病率、死亡率、生存率之间的关系。该研究认为,营养治疗是提高食管癌切除术后患者生存率的首要因素之一;另外,肠内营养应该优先使用,但肠外营养仍然是重要的营养治疗方式。国内也有研究指出,食管癌术后进行早期肠内营养治疗能尽快恢复胃肠道功能,改善患者营养状态和免疫功能,有利于术后的快速康复[14]。

总之,营养治疗不但能为患者提供能量,解决营养问题,恢复"正氮平衡",而且从代谢支持、代谢调理等多方面纠正患者体内异常的生理、病理改变,保持细胞、组织、器官的结构和功能,改善患者营养状态,提高生命质量,增强治疗耐受性,减少术后并发症,提高患者生存率,促进患者快速康复。因此,随着理论的发展和技术的提升,时至今日,营养治疗在食管癌患者的诊治过程中发挥着越来越重要的作用。

(陈保富,张　波,周振宇)

参 考 文 献

[1]中华医学会肠外肠内营养学分会. 肠外肠内营养学临床指南系列———住院患者肠外营养支持的适应证(草案)[J]. 中华医学杂志,2006,86(5):295-299.

[2]王新颖,李宁,黎介寿. 规范化营养支持在外科治疗中的地位[J]. 外科理论与实践,2014,19(1):16-20.

[3]Jiang ZM, Chen W, Jiang H, et al. Nutrition risk screening in China's large hospitals of metropolians[C]. 2006 ESPEN Congress. Istanbul,2006.

[4]Lochs H, Allison SP, Meier R, et al. Introductory to the ESPEN guidelines on enteral nutrition: terminology, definitions and general topics[J]. Clin Nutr, 2006, 25(2):180-186.

[5]Schwegler I, Von Holzen A, Getzwiller JP, et al. Nutritional risk is a clinical predictor of postoperative mortality and morbidity in surgery for colorectal cancer[J]. Br J Surg, 2010, 97(1):92-97.

[6]Lochs H, Pichard C, Allison SP, et al. Evidence supports nutritional support[J]. Clin Nutr, 2006, 25(2):177-179.

［7］黎介寿. 临床营养支持的发展趋势［J］. 肠外与肠内营养,2010,17(1)：1-4.

［8］于康,周晓容,郭亚芳. 恶性肿瘤住院患者营养风险和营养不足发生率及营养支持应用状况调查［J］. 肿瘤学杂志,2011,17(6)：408-411.

［9］Hébuterne X, Lemarié E, Michallet M, et al. Prevalence of malnutrition and current use of natrition support in patients with cancer［J］. JPEN, 2014, 38(2)：196-204.

［10］韩东景,赵楠,李伟,等. 食管癌患者术前营养不足和营养风险发生率及临床营养支持现状调查［J］. 中华肿瘤防治杂志,2013,20(16)：1274-1278.

［11］Marin FA, Lamônica-Garcia VC, Henry MA, et al. Grade of esophageal cancer and nutritional status impact on postsurgery outcomes［J］. Arq Gastroenterol, 2010, 47(4)：348-353.

［12］Bozzetti F. Nutritional support in patients with oesophageal cancer［J］. Support Care Cancer, 2010, 18(Suppl 2)：S41-S50.

［13］Llop-Talaverón J, Farran-Teixidor L, Badia-Tahull MB, et al. Artificial nutritional support in cancer patients after esophagectomy：11 years of experience［J］. Nutr Cancer, 2014, 66(6)：1038-1046.

［14］Zhao G, Cao S, Zhang K, et al. Effect of early enteral nutrition on immune response and clinical outcomes after esophageal cancer surgery［J］. Zhonghua Wei Chang Wai Ke Za Zhi, 2014, 17(4)：356-360.

第五节　食管癌营养治疗的现状和进展

一、食管癌营养治疗的常见方式

营养治疗的目的是预防早期死亡，减少并发症，并且提高生活质量。营养治疗应当早期实施，并成为食管癌患者治疗方案中的一部分。营养治疗可以通过多种方式进行：营养学和饮食建议及人工营养素（包括口服、肠内营养及肠外营养）。对不同的患者应给予个体化的营养治疗方案[1]。

只要患者可以进食，改善饮食应当是营养治疗的一线选择。个体化的饮食建议可以增加患者进食量，帮助患者预防体重下降。当仅仅通过改善饮食无法满足机体对营养的需求时，应当给予更高级别的营养治疗。

当患者连续 5d 无法通过饮食获得日常所需能量的 75％ 时，或者患者已经出现轻度营养不良时，需要给予人工营养素。如果在进行新辅助治疗过程中患者反复出现吞咽困难，那么首先放置食管支架，尽管有学者认为食管支架会对肿瘤产生压迫，从而促进肿瘤转移。

一旦患者连续 5d 每天获得的能量达不到日常所需能量的 50％，或者已经出现中重度的营养不良，则应当给予肠内营养。由于食管癌手术的特殊性，空肠造瘘是进行肠内营养的首选方式。

当患者需要进行肠内营养，而肠内营养无法实施时，肠外营养是最佳的补充。有研究报道称，肠外营养并不能降低食管癌患者术后死亡率，但是可以降低术后感染率，这可能与免疫营养素的应用有关。

二、国际研究现状及理念

肠外营养是指人体所需的营养素直接进入循环而不经过胃肠道，以满足机体组织的需要。肠内营养则是经胃肠道通过口服或管饲提供代谢需要的营养素的营养治疗方式。

食管癌患者营养治疗的首选途径是肠内营养。肠内营养的优点包括操作简单、并发症少、促进肠道功能、刺激释放胃肠激素、预防肠黏膜萎缩和细菌易位等。但如果食管癌患者已经出现无法进食的情况,则术前肠内营养治疗将难以实施,此时,肠外营养便成为营养治疗的主要途径,但肠外营养也存在感染并发症(如导管感染和肠源性感染)、胆汁淤积和肝功能损害及代谢并发症(如高血压、低血糖、酮症酸中毒及高渗性非酮性昏迷等)等不足之处。因此,对于部分患者,不得不采取肠外营养但又要尽可能缩短肠外营养时间。一旦患者胃肠功能开始恢复,则肠内营养应立即跟上。目前许多学者认为,创伤后从肠内途径给予营养物质较肠外途径效果佳,且肠内营养开始的时间越早越好,条件允许时最好在创伤后 12h 内即给予肠内营养[2]。

肠内营养与肠外营养互为补充、各有特点,不应将两者对立起来。片面追求某一种方式往往不能满足临床需要。营养治疗方式的选择应结合患者的具体情况,必要时还可联合应用肠外、肠内营养,即联合营养。充分利用两种营养治疗途径的优势,从而减少相应的并发症。尽管理论上认为肠功能可在术后 6h 恢复,但实际应用中仍应根据患者具体情况而定。肠内营养不应盲目追求术后早期开始,应以患者肠功能恢复并能耐受肠内营养为实施条件。

肠外、肠内营养联合应用能有效改善应激、危重患者的营养状况,减少肝肾功能损害及其他并发症的发生,不但可以提高治愈率,还可以缩短病程。单就食管癌患者而言,单纯应用肠外营养有并发症高、维持营养状态效果差的缺点,而肠内营养实施又存在一定困难,并且有能量与蛋白质供给不足的可能。因此,临床上选用"肠外营养—联合营养—肠内营养"的序贯营养治疗模式,这是更为合理的实用模式。

三、国内研究现状

目前,国内通常采用营养风险筛查(NRS 2002)来评定患者的营养状况,NRS 2002 是判断住院患者是否具有营养治疗适应证的较好工具。然而目前,国内营养治疗尚存在一定的不合理性[3]。在北京协和医院发表的研究中,仅 46% 的有营养风险的患者接受了营养治疗,同时有 17% 的无营养风险的患者接受了营养治疗[4]。这说明：一方面，导致患者不良临床结局的营养风险没有纠正；另一方面，也存在滥用营养治疗的情况，造成了医疗资源的浪费。在同一项研究中，肠外营养与肠内营养的应用比例接近 7∶1。这提示在营养治疗中，应进一步提高肠内营养的临床应用。而在肠外营养液的选择中，全营养混合液输注有利于更好地代谢和利用，减少甚至避免单独输注时可能发生的不良反应和并发症，使用方便，减轻监护工作量，并避免营养液被污染等。而调查显示，只有少部分接受肠外营养的患者采用混合营养液输注。这表明，肠外营养液的选择也亟待规范。

有鉴于此，我们邀请安徽、浙江两地 10 余家单位的部分专家，编写了此书。本书介绍了营养治疗的各种方法及其特点，食管癌术前、术后的营养治疗方案及食管癌的营养治疗护理，初步达成了食管癌营养治疗的专家共识，为下一步提出食管癌营养治疗指南奠定了基础。

（胡　坚，孙奉昊）

参 考 文 献

[1] Weijs TJ，Berkelmans GH，Nieuwenhuijzen GA，et al. Routes for early enteral nutrition after esophagectomy：a systematic review[J]. Clin Nutr，2015，34(1)：1-6.

[2] 石汉平，凌文华，李薇. 肿瘤营养学[M]. 北京：人民卫生出版社，2011.

[3] 朱建芳. 食管癌术后营养支持探讨[J]. 中国社区医师（医学专业），2012，14(1)：75-76.

[4] 于康，周晓容，郭亚芳. 恶性肿瘤住院患者营养风险和营养不足发生率及营养支持应用状况调查[J]. 肿瘤学杂志，2011，17(6)：408-411.

第二章

肠外营养

第一节　肠外营养的概况

营养对于人体的重要性不言而喻,对于食管癌患者来说,营养治疗的好坏可能直接影响疾病的预后。早在 19 世纪末就有学者发现,即使手术过程顺利,外科患者的死亡率依然很高。1936 年,Studley[1] 发现外科患者的营养状况与术后死亡率有关,术前体重下降大于 20% 时,术后死亡率高达 30%,而术前体重若下降小于 20%,术后死亡率仅为 3%。当时这篇文章引起了众多临床医师对患者营养治疗的重视。但是,临床上某些疾病,比如急性重症胰腺炎、机械性肠梗阻,它们的治疗方案要求患者禁食。对于消化道手术患者而言,术后吻合口未愈合或肠道功能尚未恢复,无法正常进食,此时,患者的营养治疗该如何进行,这就需要肠外营养来发挥作用了[2-4]。

肠外营养(parenteral nutrition,PN)又称静脉营养(intravenous nutrition,IVN),是指从胃肠道外途径,通常是经静脉途径供应患者每天所需的全部营养要素(包括碳水化合物、脂类、必需和非必需氨基酸、维生素、电解质及微量元素),使患者在无法正常进食的状况下仍可以维持营养状况,促进体重正常增加和创伤愈合,幼儿可以继续生长、发育[5-6]。17世纪20年代末,Harvey发现了人体全身的血液循环,这一发现奠定了静脉输液的解剖学基础。自从Dudrick和Wilmore[7]于1968年成功在一例先天性肠道闭锁患儿术后通过中心静脉插管给予肠外营养(全静脉营养)以来,肠外营养在全世界得到广泛推广并普遍应用于各类疾病,尤其是以食管癌、贲门癌为代表的消化道肿瘤。20世纪70年代,国内肠外营养首先于南京、北京等地开展。近20年来,由于制剂技术的进步及材料科学的革新,肠外营养的发展进入了一个新的阶段[4,6,8-10]。

肠外营养的种类也有很多。根据患者是否同时进行肠内营养,可分为全肠外营养(total parenteral nutrition,TPN)和部分肠外营养(partial parenteral nutrition,PPN);根据营养液输注导管尖端是否插至腔静脉,又可分为经外周静脉的肠外营养、经中心静脉的肠外营养和经中心静脉置管皮下埋管的肠外营养。由于全肠外营养输注营养液量较大,且所需时间较长,因此一般选择中心静脉输注[5-6]。早期的肠外营养液只包括葡萄糖、脂肪乳、氨基酸及电解质等物质,近年来通过在肠外营养液中补充特定的营养要素后降低了肠外营养并发症的发生,并且有增强患者免疫功能的作用[8,11-16]。浙江大学医学院附属第一医院查育新等[14]报告了食管癌患者术后在全肠外营养治疗基础上补充谷氨酰胺可有效改善患者营养状况,提高免疫能力,并且预后良好。

目前肠外营养在临床上的应用已非常普遍[17-19]。根据现在对营养治疗的认识,认为应用全营养治疗首选肠内营养,必要时肠内营养与肠外营养联合应用。然而在患者疾病急性期,肠内营养条件欠佳的情况下,应优先考虑肠外营养,待病情稳定后逐步过渡到肠内营养[3,8,20-21]。经过大量临床实践证实,肠外营养所带给患者的效果较最早的无营养或不恰当的肠内营养的效果都好,并且在不同科室多种疾病中均取得了良好的效果。患者在进行一段时间的肠外营养治疗后,血浆白蛋白、淋巴细胞数量等指标均有明显提高。其中,最具有代表性的是晚期恶性肿瘤患者的营养治疗及胸腹部消化道术后患者的营养治疗,如食管癌、贲门癌等[3,8,11,22-25]。

国内外肠外营养治疗指南一致认为,在进行肠外营养治疗前建议先做营养风险筛查,但是在多中心临床调查显示的结果中我们却发现在这个方面做得并不理想[26-31]。据报道,由于食管癌疾病表现及治疗打击的影响,食管癌患者术前普遍存在蛋白质-能量不足型营养不良[32]。但目前规范化进行营养风险筛查的医疗机构较少,即使做了营养风险筛查也未得到足够的重视,临床医师没有及时有效地对食管癌患者进行营养治疗。然而国外研究建议,对存在营养风险的患者进行及时、有效的营养治疗有助于降低患者手术死亡率和并发症的发生率[26-28]。很多胸外科临床医师在工作中也发现,术前营养状况差的食管癌患者,其术后食管吻合口瘘、切口感染等并发症发生率较高。

尽管肠外营养的理论基础已有大量研究,然而很多临床医师在应用过程中还存在很多问题,很多临床医师对营养治疗的知识并不是十分了解,只是记得常用的某一种肠外营养医嘱套餐或者粗略知道一些糖脂比、热氮比等概念,对患者整体热量需求、阳离子浓度、药物配伍等概念知之甚少。为此,北京大学医院、浙江大学医学院附属第一医院等多家医学中心学习国外先进经验,建立静脉药物配置中心,由审方药师及临床营养师共同把关临床主管医师所开具的肠外营养医嘱,这使得肠外营养医嘱的合格率大大提高[12,33]。从文献报道来看,肠外营养过程中发生的并发症数量并不多,但有时会由于临床医师与护士间的沟通不够而被忽视[34,35]。

关于患者依从性的问题,也值得一线临床医师思考。在我国,由于经济方面和社会环境的制约,一些需长期肠外营养治疗的患者往往依从性并不好[3,22]。由于很多肠外营养液的价格高昂,日均费用需要数百元甚至数千元,因此,我们时常会看到一些患者由于家庭经济能力有限而不得不放弃治疗的例子,心中都十分痛心。因为药物经济学和疗效经济学的观念还未深入人心,所以如何指导临床医师在疗效相当的前提下选择更经济的药物或治疗方法需要更多更深入的临床基础研究[3,18,36]。

(谢德耀,徐海潮)

参 考 文 献

［1］Studley HO. Percentage of weight loss. A basic indicator of surgical risk in patients with chronic peptic ulcer［J］. JAMA,1936,106:458.

［2］曹伟新,尹浩然,张臣烈,等. 肠内外营养支持在重症胰腺炎治疗中的应用［J］. 肠外与肠内营养,1994,1(1)：42-44.

［3］庞晓军,梁耿. 795 例肠外营养支持的回顾性分析［J］. 中国新药杂志,2005,14(8)：1067-1069.

［4］Wretlind A. 肠外营养发展的里程碑［J］. 中国临床营养杂志,1994,2(2)：51-57.

［5］临床肠内及肠外营养操作指南（草案）［J］. 中华外科学会:临床营养支持学组. 2012.

［6］江志伟. 肠外营养支持的基础理论及临床应用［J］. 中国实用外科杂志,2001,21(12)：761-765.

［7］Wilmore DW, Dudrick SJ. Growth and development of an infant receiving all nutrients exclusively by vein［J］. JAMA, 1968, 203(10)：860-864.

［8］王磊,朱迅,谭毓铨. 肠外营养的发展及生长激素在外科领域应用的现状［J］. 白求恩医科大学学报,2001,27(2)：215-217.

［9］Romieu C, Solasslo C, Pujol H, et al. Long-term parenteral hypernutrition：use in cancerous cachexia［J］. Chirurgie, 1972, 98(10):600-605.

［10］黎介寿. 肠内营养——外科临床营养支持的首选途径［J］. 中国实用外科杂志,2003,23(2)：67.

［11］Kelly D, Wischmeyer PE, Role LZ. Glutamine in critical illness：new insights［J］. Curr Opin Clin Nutr Meta Care, 2003, 6(2)：217-222.

［12］王明辉,张艳华,赵明月,等. 200 例肝肾功能异常肿瘤患者全肠外营养医嘱应用情况分析［J］. 肠外与肠内营养,2014,21(2)：94-97.

［13］Bengmark S. Bio-ecological control of acute pancreatitis：the role of enteral nutrition, pro and synbiotics［J］. Curr Opin Clin Nutr Metab Care,2005,8(5)：557-561.

[14]楼正亮,查育新. 肠外营养加用丙氨酰谷氨酰胺注射液对食管癌患者术后营养状态及免疫功能的影响[J]. 中国医院药学杂志,2010,30(2):149-151.

[15]蔡少青,雷挺,张卫星. 免疫营养在危重症患者中的应用[J]. 中国临床研究,2012,25(1):1-2.

[16]Singer P,Shapiro H,Theilla M,et al. Anti-inflammatory properties of omega-3 fatty acids in critical illness:novel mechanisms and an integrative perspective[J]. Intensive Care Med,2008,34(9):1580-1592.

[17]邓诗林,桑介寿. 烧伤患者肠外营养支持现状和展望[J]. 实用外科杂志,1991,11(10):515-517.

[18]钱珊珊,王绍红,陈芳洲,等. 南京 31 家医院 3 年肠外营养药物的利用分析[J]. 肠外与肠内营养,2014,21(1):39-42.

[19]岳枫,贾义军,石计朋. 早期营养支持对极低出生体质量儿生长的影响[J]. 肠外与肠内营养,2014,21(3):155-160.

[20]Heidegger CP,Darmon P,Pichard C. Enteral vs. parenteral nutrition for the critically ill patient:a combined support should be preferred[J]. Curr Opin Crit Care,2008,14(4):408-414.

[21]黎介寿. 临床营养支持的发展趋势[J]. 肠外与肠内营养,2010,17(1):1-4.

[22]Druyan ME,Compher C,Boullata JI,et al. Clinical guidelines for the use of parenteral and enteral nutrition in adult and pediatric patients:applying the GRADE system to development of A. S. P. E. N. clinical guidelines[J]. JPEN,2012,36(1):77-80.

[23]康焰,吴言涛,罗传兴,等. 肠外营养对危重患者呼吸功能的影响[J]. 肠外与肠内营养,1994,1(1):39-41.

[24]Andrews PJ,Avenell A,Noble DW,et al. Randomised trial of glutamine and selenium supplemented parenteral nutrition for critically ill patients. Protocol Version 9,19 February 2007 know as SIGNET (Scottish Intensive care Glutamine or seleNium Evaluative Trial)[J]. Trials,2007,8:25.

［25］姚杰,黄海涛,陈少慕,等. 食管癌和贲门癌患者术后胸内吻合口瘘的营养支持分析［J］. 肠外与肠内营养,2014,21(3)：142-144.

［26］Kondrup J, Allison SP, Elia M, et al. ESPEN guidelines for nutritional screening 2002［J］. Clin Nutr,2003,22(4)：415-421.

［27］Lugli AK, Carli F, Wykes L. The importance of nutrition status assessment：the case of severe acute pancreatitis［J］. Nutr Rev,2007,65(7)：329-334.

［28］Jiang ZM, Chen W, Zhan WH, et al. Parenteral and enteral nutrition application in west middle and east China：a multi-center investigation for 15098 patients in 13 metropolitans using nutritional risk screening 2002 tool［J］. Clin Nutr,2007,2(Suppl 2)：133-134.

［29］周建春,赵孝杰,彭启平,等. 欧洲营养不良风险筛查方法在基层医院住院患者的临床可行性研究［J］. 肠外与肠内营养,2009,16(4)：219-221.

［30］韩东景,赵楠,李伟,等. 食管癌患者术前营养不足和营养风险发生率及临床营养支持现状调查［J］. 中华肿瘤防治杂志,2013,20(16)：1274-1278.

［31］方玉,杨锐,辛晓伟,等. 消化道恶性肿瘤患者营养支持现况调查［J］. 肠外与肠内营养,2014,21(1)：31-34.

［32］张明,王杨,宋桂花,等. 潍坊某三甲医院早期、中期胃肠道癌患者的营养风险、营养不足发生率和营养支持情况调查［J］. 中华临床营养杂志,2012,20(6)：345-350.

［33］蔡骏,宣正荣,蔡威. 营养支持小组建立的意义［J］. 肠外与肠内营养,2001,8(2)：105-107.

［34］Lidder P, Flanagan D, Fleming S. Combining enteral with parenteral nutrition to improve postoperative glucose control［J］. Br J Nutr,2010,103(11)：1635-1641.

［35］杨孝清,邱维诚,朱良纲,等. 肠内与肠外营养在老年食管癌患者围手术期应用的比较［J］. 肠外与肠内营养,2013,20(1)：8-14.

［36］Kattelmann KK, Hise M, Russell M, et al. Preliminary evidence for a medical nutrition therapy protocol：enteral feedings for critically ill patients［J］. Am Diet Assoc,2006,106(8)：1226-1241.

第二节 肠外营养的适应证及禁忌证

肠外营养包括全肠外营养和部分肠外营养,其中部分肠外营养是指以肠内营养为主,肠外营养为补充的营养治疗。近年来,大量的随机对照研究得出结论,对于无营养风险的住院患者,肠外营养可能会导致感染和代谢并发症的增加。因此,应严格掌握全肠外营养的适应证,并在一定条件下,选择部分补充肠外营养。

一、住院患者肠外营养治疗的适应证[1]

1.有营养不良风险的住院患者才有临床营养治疗的适应证。住院患者按照营养不良风险筛查方法 2002(nutrition risk screening 2002,NRS 2002)评分标准,≥3 分者即有营养不良风险,需要进行营养治疗(A 类证据)。

2.对于连续 5～10d 无法经口摄食达到营养需要量的重症患者,应当进行营养治疗(A 类证据)。

3.对于有营养不良风险的腹部创伤/手术患者,考虑首选肠内营养治疗,其次为肠外营养治疗(A 类证据)。

4.对于轻至中度胰腺炎患者,不常规推荐进行临床营养治疗(肠内营养与肠外营养),在起病初 2～5d 禁食并给予糖电解质输液以维持水电解质平衡,第 3～7d 起尝试给予含碳水化合物而不含脂肪的膳食,并给予一定量的蛋白质。但对于患病前已经存在营养不良或有营养不良风险的患者,则上述意见尚缺乏足够的证据支持(A 类证据)。对于急性重症胰腺炎患者,应在适当的时候进行临床营养治疗。推荐优先考虑经空肠置管的肠内营养,只有在患者无法耐受肠内营养时,才考虑肠外营养治疗(A 类证据)。

5.对于头部创伤的患者,应及时开始临床营养治疗,肠外与肠内营养治疗方式均可(A 类证据)。

6.对于急性期肠瘘及短肠综合征患者(经口或经肠内营养治疗无法

达到营养需要量时),应进行肠外营养治疗(B 类证据)。

7. 按照美国胃肠病协会(the American Gastroenterological Association，AGA) 2001 年指南的意见:对于不可逆肠道功能衰竭的短肠综合征患者,应该使用家庭肠外营养(A 类证据)。

二、全肠外营养的适应证

(一)胃肠道梗阻

胃肠道梗阻(如贲门癌、幽门梗阻、高位肠梗阻、新生儿胃肠道闭锁等)患者的治疗基本原则包括禁食、胃肠减压等。但对于可在短期(5～10d)内行手术解除梗阻并可行肠内营养的患者,可根据病情决定肠外营养的量是否需要达到全肠外营养。

(二)胃肠道吸收功能障碍

胃肠道吸收功能障碍包括短肠综合征、严重的炎症性肠病、多发肠瘘、放射性肠炎、严重腹泻及顽固呕吐等。短肠综合征患者根据其残留肠管长度及功能情况,所需全肠外营养的时间有所不同,在小肠广泛切除术后早期,往往均需要全肠外营养治疗;因食物进入肠管后快速通过肠管,酸性胃液进入小肠后刺激残肠黏膜加重其病理损害;同时由于进食引起其他消化液分泌亦增加,其中胆汁中的胆盐进入结肠后刺激结肠黏膜分泌水与电解质,使腹泻进一步加重。因此,腹泻期应绝对禁饮食。但当剩余肠管逐步代偿后,可逐渐过渡到部分肠外营养,甚至完全恢复进食。对于严重的炎症性肠病、放射性肠炎,由于患者的肠管已发生不可逆的纤维化,消化吸收能力明显下降甚至完全消失,因此需行全肠外营养以支持患者生命。对于多发肠瘘、严重腹泻、顽固呕吐等,则需根据其病理生理过程,在疾病需旷置消化道的时期行全肠外营养治疗。

(三)中、重症急性胰腺炎

虽然近年来各项研究及指南均指出,对于胰腺炎患者,肠内营养治疗优于肠外营养治疗。但中、重症胰腺炎患者的并发症较多,常出现严重腹胀、肠梗阻,在短期内无法耐受肠内营养,因此肠外营养治疗是维持其生命的必然选择。还未发现肠外营养治疗可改变早期病程的证据。

(四)严重营养不良伴胃肠功能障碍

对严重营养不良的患者在围手术期,尤其是术前行全肠外营养治疗,有助于提高患者一般情况及对手术的耐受性,因此在接受进一步影响消化道功能的手术和治疗之前或期间,都需要行肠外营养治疗。

(五)严重的分解代谢状态

患者处于严重的分解代谢状态,伴有或不伴有营养不良,且胃肠道功能不能于手术后5~7d恢复,如有大面积烧伤、严重复合伤、大范围手术、败血症等,这类患者处于强烈的应激状态,代谢旺盛,同时消化功能受到抑制不能经胃肠道补充足够的热量及营养。因此,随着肌蛋白大量分解,氮及谷氨酰胺大量丢失、消耗,体内脂肪大量动员,水和电解质代谢紊乱,患者可因迅速消耗而在短期内死亡。对于这类患者,如果他们不能耐受肠内营养,则应进行肠外营养治疗。

(六)大剂量放疗、化疗或接受骨髓移植的患者

对于此类患者,应根据治疗过程中的耐受性情况明确是否需要肠外营养。若患者经营养治疗,其消化道反应较轻,则肠外营养并非第一选择。

三、肠外营养的禁忌证

1.胃肠功能正常、适应肠内营养或5d内可恢复胃肠功能者。

2.不可治愈、无存活希望、临终或不可逆昏迷患者。

3.需急诊手术、术前不可能实施营养治疗者。

4.心血管功能或严重代谢紊乱,需要控制者。

5.严重肝衰竭,急性肾衰竭伴氮质血症者。

6.严重高血糖尚未控制者。

四、食管癌相关的肠外营养治疗

(一)食管癌围手术期肠外营养治疗

对食管癌围手术期营养治疗方式的研究多数指出,肠内营养治疗优

于肠外营养治疗。故食管癌围手术期肠外营养治疗均应在患者对肠内营养治疗无法耐受、无法经口进食（如食管梗阻）或无法达到目标量的情况下进行。围手术期肠外营养治疗可以分为三类：①术前需要营养治疗。②术前需要营养治疗，并延续至术后。③术前营养状况良好，术后发生并发症；或是手术创伤大，术后不能经口进食的时间较长；或者术后摄入营养量不足，需要营养治疗。

多数证据表明，对于有中、重度营养不良风险的患者，术前营养治疗（包括肠内营养及肠外营养）有助于降低术后并发症的发生率[2-5]。但对无营养不良风险及轻度营养不良的患者，TPN 无益处，还可能增加术后并发症[6-7]。中华医学会《临床诊疗指南：肠外肠内营养学分册 2008 版》发布时，尚无联合应用肠内、肠外营养治疗的对照研究结果，但对于那些有营养治疗的适应证，而经由肠内途径无法满足能量需要（<60％的需要量）时，多数专家认为可以联合应用肠内、肠外营养。2013 年，Heidegger等[8]发表于《柳叶刀》杂志的随机对照研究表明，对于肠内营养未达到目标量的重症患者，优化方案，补充肠外营养能降低患者的院内感染率（从患者进入重症病房的第 4 天开始，平均每日肠内＋肠外营养能量为28kcal/kg）（1kcal＝4.19kJ），但其未针对围手术期患者进行研究。故当前问题并非是考虑肠内、肠外营养孰优孰劣，而是主要集中于若肠内营养无法达到需要量时，补充肠外营养的目标量应是多少。此问题需更多研究予以解答。

同时，食管吻合口瘘是食管癌围手术期较为严重的并发症，相关研究表明，对于发生吻合口瘘的患者，肠内营养相较肠外营养更能提高治愈率，降低患者费用，故食管癌术中放置鼻营养管及空肠营养管对于患者术后恢复和对并发症的处理均有帮助[9]。

（二）非手术患者的食管癌肠外营养治疗

食管癌的治疗现不仅限于单纯的手术治疗，近年来，食管癌的新辅助放化疗和术后辅助放化疗的作用越来越被临床工作者所重视。因此，放化疗出现严重消化道反应的患者，仍具有肠外营养治疗的指征。

食管癌不同于其他消化道肿瘤，其消化道梗阻症状往往较其他消化道肿瘤出现更早,尤其是尚未到终末期的患者。因食管梗阻无法进食,或能进食少量流质而无法达到目标摄入量,大多数患者及家属仍选择肠外营养治疗。虽无相关随机双盲试验证实,但患者应能从此类肠外营养治疗获益。即使在欧洲,终末期消化道肿瘤患者的姑息治疗,在预期生存时间小于1个月的情况下,虽然指南不推荐,但肠外营养治疗仍相对来说较为多见[10]。因此,患者的心理及生理需求,亦为肠外营养治疗所需考虑的重要指征。

（陈国平,阿布都买拉木·阿布都吾甫尔）

参 考 文 献

[1]中华医学会肠内肠外营养学分会.肠外肠内营养学临床指南系列——住院患者肠外营养支持的适应证(草案)[J].中华医学杂志,2006,86(5):295-299.

[2]Klein S,Kinney J,Jeejeebhoy K,et al. Nutrition support in clinical practice:review of publish data and recommendations for future research direction[J]. JPEN,1997,21:133-156.

[3]Bozetti F,Gavazzi C,Miceli R,et al. Perioperative total parenteral nutrition in malnourished, gastrointestinal cancer patients: a randomized clinical trial[J]. JPEN,2002,24(1):7-14.

[4]The Veterans Affairs Total Parenteral Nutrition Cooperative Study Group. Perioperative total parenteral nutrition in the surgical patient[J]. N Engl J Med,1991,325(8):525-532.

[5]Meyenfeldt von M,Meijerink W,Roufflart M,et al. Perioperative nutritional support: a randomized clinical trial[J]. Clin Nutr, 1992, 11:180-186.

[6]Heyland DK, Montalvo M,Macdonald S,et al. Total parenteral nutrition in the surgical patient: a metal-analysis[J]. Can J Surg, 2001,44(2):102-111.

[7]Koretz RL，Lipman TO，Klein S. AGA technical review on parenteral nutrition[J]. Gastroenterology，2001，121：970-1001.

[8]Heidegger CP，Berger MM，Graf S. et al. Optimisation of energy provision with supplemental parenteral nutrition in critically ill patients：a randomised controlled clinical trial[J]. The Lancet，2013，381：385-393.

[9]王庆淮. 留置双胃管治疗食管癌术后吻合口瘘的效果分析. 中国全科医学，2012(6)：867-869.

[10]Orrevall Y，Tishelman C，Permert J. et al. A national observational study of the prevalence and use of enteral tube feeding，parenteral nutrition and intravenous glucose in cancer patients enrolled in specialized palliative care[J]. Nutrients，2013，5(1)：267-282.

第三节 肠外营养的实施

一、肠外营养制剂

目前临床上用于肠外营养的制剂品种丰富，包括不同类型的碳水化合物（糖类）、脂肪、氨基酸、维生素、微量元素制剂和电解质等，也有将氨基酸、葡萄糖、矿物质、维生素和脂肪乳剂等全部肠外营养液成分混合的全营养混合液（total nutrient admixture，TNA）或全合一溶液[1-2]。临床上对于拟施行肠外营养的食管癌患者，选择和应用肠外营养制剂时应综合考虑各品种在代谢支持中的互相作用。通常以 TNA 的使用最为普遍。现将肠外营养的一些主要制剂及临床应用情况分别介绍如下。

（一）糖 类

葡萄糖是临床上肠外营养最常用的能量制剂，其他常用制剂还有果糖、麦芽糖及糖醇类（如山梨醇和木糖醇）等。但这些制剂均不能长期大量应用，否则会引起高乳酸血症、高胆红素血症、高尿酸血症等机体代谢紊乱。目前，日本有 3 种糖类的混合制剂，即葡萄糖、木糖醇和果糖的混合制剂，该新制剂所含葡萄糖浓度较低，使得患者使用后血清葡萄糖水平也较低，从而减轻了患者胰腺胰岛素分泌的负担，并且果糖和木糖醇可加强葡萄糖的利用与蛋白质的合成，从而达到更好的代谢效应。目前已不推荐单独应用葡萄糖制剂，而应将其与脂肪乳剂合用，以减少用量，避免患者发生糖代谢紊乱。另外，在大量输注葡萄糖时，需补充适量的胰岛素以弥补内源性胰岛素的不足，每日葡萄糖用量不宜超过 400g[2]。

（二）脂 质

脂质是肠外营养制剂的另一种重要能源。脂肪含热量高，人体内氧化 1g 脂肪大约可提供 9kcal 的热量。以红花油或大豆油为原料，以磷脂为乳化剂,配制成的乳剂微粒的直径与天然乳糜微粒相仿,有良好的理化稳定性。乳剂的能量密度大。10％脂肪乳剂的热量密度为 1kcal/mL,且为等渗液体,可由周围静脉输入。应激时脂肪的氧化率不变,甚至加快。脂肪乳剂安全无毒,但最大用量为 2g/(kg·d)。脂肪乳剂可作为脂溶性维生素的载体,帮助人体吸收利用脂溶性维生素;脂肪乳剂无利尿作用,亦不会因排尿和排便丢失。

按照所含脂肪酸碳链长度不同,脂肪乳剂可分为长链甘油三酯(long chain triglyceride,LCT)和中链甘油三酯(medium chain triglyceride,MCT)两种。其中,LCT 内含有人体必需脂肪酸(essential fatty acid,EFA),即亚油酸、亚麻酸及花生四烯酸,也是临床应用最普遍的。而辛酸及葵酸是 MCT 的主要脂肪酸。MCT 在体内比 LCT 代谢更快,并且代谢过程不依赖肉毒碱,极少在器官、组织内发生沉积。但 MCT 内不含 EFA 成分,且大量输入后可引发毒性反应。临床上对于肝功能不全等特殊患者,常选用同时含有 MCT 和 LCT 的脂肪乳剂(两者重量比为 10∶1),其代表产品是 Lipovenoes。

脂肪乳剂在肠外营养中的供能比例一般为 20％～50％,应根据不同患者的具体脂肪代谢情况而决定,创伤和危重症患者若无脂肪代谢障碍,应适当提高脂肪供能的比例[2-4]。

(三)氨基酸

氨基酸是蛋白质这一重要生命物质基础的合成原料,根据氨基酸在人体内的功能动态,氨基酸在人体中有 3 个基本方面的去处:①合成蛋白质;②合成其他生理活性物质;③分解并释放出能量。目前,临床使用的复方氨基酸溶液是按人体代谢需要配制的,是肠外营养的唯一氮源,每天提供的氨基酸量约为 1～1.5g/kg(体重),约占总能量的 15％～20％。复方氨基酸溶液品种较多,可归类为平衡型和非平衡型(特殊型)两种。

平衡型是按正常机体需要配制的,包含 8 种人体必需氨基酸和 8～12 种非必需氨基酸,适合大多数患者。平衡型复方氨基酸溶液中的各种氨基酸的组成及含量有不同的模式,目前应用较多的有全蛋、人乳、土豆-全蛋模式。临床上常用的有格拉命、乐凡命(8.5％、11.4％)、5％复方氨基酸等。

特殊型是按照不同患者的不同需要配制的,所含氨基酸成分有较大的调整,例如专门用于肝病患者的制剂中支链氨基酸(branched chain amino acid,BCAA)含量较高,而芳香族氨基酸较少;用于肾病患者的肠外营养制剂中含 8 种必需氨基酸,仅有少量精氨酸、组氨酸,如肾安、肾必氨(5.53%);用于创伤或危重患者的制剂含支链氨基酸较多。

正常成人每日大约最少需要蛋白质 $0.8 \sim 1.0 g/kg$,大约等于氮 $0.15 g/kg$。但该需要量可能随代谢水平的变化而提高到 $2g/(kg \cdot d)$,甚至更高。

值得注意的是,应静脉内利用氨基酸来提供氮。氨基酸比蛋白质供氮更合理,可直接参与合成代谢,效率较高、效果更好,而且无异型蛋白的副作用。在疾病状态下,机体对能量及氮的需要量均增加,但氮量与非蛋白质热量(kcal)的比例一般应保持在 1:(100~150)。另外,在不同疾病状态下,人体对氨基酸的需求不同(具体可参见表 2-1)[5-6],如创伤状态下人体对谷氨酰胺的需要量明显增加,肝病时则应增加支链氨基酸供给,肾功能不良时则应以提供必需氨基酸为主等[2,4]。

表 2-1 外科患者能量与蛋白质需要量

患者状态	能量 kcal/(kg·d)	蛋白质	N:NPC
正常至中度营养不良	20~25	0.6~1.0	1:150
中度应激状态	25~30	1.0~1.5	1:120
高代谢应激状态	30~35	1.5~2.0	1:90~120
烧伤	35~40	2.0~2.5	1:90~120

注:N:NPC 为氮补充量与非蛋白热量(kcal)比值

(四)维生素

维生素是维持人体正常组织细胞功能所必需的一种低分子有机化合物,必须经进食等外源性途径供给。维生素可分为水溶性和脂溶性两大类,脂溶性维生素由于在体内有一定的储备,因此短期禁食者一般无需补充。临床常用的脂溶性维生素制剂为维他利匹特,内含 4 种脂溶性维生素;常用的水溶性维生素制剂有水乐维他,内含 9 种水溶性维生素。上述产品均可溶于脂肪乳剂或 TNA 中使用。已知许多维生素参与组成机体代谢所需的酶和辅助因子,对人体物质代谢调节有极其重要的作用。正常成人每日的维生素参考需要量见表 2-2[2,4-6]。

表 2-2　肠外营养每日推荐营养物质含量

物质种类	推荐含量
能量	20～30kcal/(kg·d)［补水量 20～40mL/(kg·d)］
葡萄糖	2～4g/(kg·d)
脂肪	1.0～1.5g/(kg·d)
氮量	0.10～0.25g/(kg·d)
电解质	Na,80～100mmol;K,60～150mmol/L;Cl,80～100mmol/L;Ca,5～10mmol/L;Mg,8～12mmol/L;P,10～30mmol/L
维生素（水溶性）	维生素 B_1,3mg;维生素 B_2,3.6mg;维生素 B_6,4mg;维生素 B_{12},5μg;烟酰胺,40mg;泛酸,15mg;维生素 C,100mg;叶酸,400μg
维生素（脂溶性）	维生素 A,2500IU;维生素 D,100IU;维生素 E,10mg;维生素 K_1,10mg
微量元素	钼,19μg;铬,10～20μg;铁,1.2mg;锰,0.2～0.3mg;碘,131μg;锌,3.2mg;硒,30～60μg;铜,0.3mg

（五）微量元素

微量元素在人体内含量虽然很少,但分布广泛,且发挥重要和特殊的生理功能。目前已在体内检出 70 余种微量元素,而临床上常用的必需微量元素有 9 种,即铁、铜、铬、氟、碘、锰、硒、锌和钼。它们与机体各种酶和辅助因子的组成与代谢密切相关,发挥重要的生物学作用。临床常用的产品是安达美,含有 9 种微量元素,但需加入其他液体中再输入[2]。

（六）电解质

电解质是维持人体内水、电解质和酸碱平衡的一类重要物质,对保持人体内环境的稳定,维护各种酶的活性和神经、肌肉的应激性,以及营养代谢正常有重要作用。临床常应用的单一型制剂有 0.9% NaCl 溶液、10% NaCl 溶液、$MgSO_4$ 溶液、KCl 溶液、$NaHCO_3$ 溶液等。

不同电解质在人体内发挥不同的重要生理功能。钠离子的主要功能是参与调节和维持渗透压,同时可加强心肌功能,提高神经肌肉的兴奋性。钾离子参与糖、蛋白质和能量的代谢,维持细胞内、外液的渗透压和酸碱平衡,维持神经肌肉的兴奋性和心肌功能。镁离子在糖原分解过程中发挥重要作用,其中最主要的是激活 ATP 酶和其他多种酶的金属辅酶。钙离子的平衡对维持正常的神经肌肉兴奋性和细胞膜功能十分重要,在调节血液凝固过程、许多酶的活性、一些多肽激素的分泌和活性等方面都起着重要作用。磷与钙可形成骨骼,在体内还能以有机磷化合物的形式广泛分布,例如,它参与磷蛋白、磷脂、葡萄糖的中间代谢产物和核酸的组成,并且参与氧化磷酸化过程,形成 ATP。氧参与人体内胃酸的合成,同时可激活唾液淀粉酶,帮助淀粉的消化,它还可参与酸碱平衡的调节[2]。

(七)液 体

人体重的 $50\%\sim70\%$ 是由水构成的,水广泛分布于人体的细胞间质、细胞内液、血浆、脂肪和去脂组织中。人体新陈代谢的各种反应过程通常都离不开水,保持水分摄入与排出的平衡是保持人体内环境稳定的根本条件。成人需水量可因活动量、气温及各种疾病状态的不同而不同。人体耐受失水状态的能力有限,缺水 $3\sim4d$ 即可能出现脱水。成人在一般工作量时,每日需水量约为 $30\sim40mL/kg$。此外,水的需求量也与人体摄取的能量值有关,成人每提供 1kcal 热量约需要 1mL 水,婴儿则需 1.5mL。

需要注意的是,针对不同的患者,上述 7 种营养素的确切需要量应做个体化的调整,既要考虑到当前权威机构的推荐量标准(如中国营养学会推荐的参考值),又要根据不同机体的组成和功能来进行调整。下列调整因素应包括在内:患者的年龄、性别、工作强度、妊娠和哺乳、居住地气候条件、体型、身高、体重以及日常食物成分的不同等,同时还要考虑到个体的生理和病理状态[5](具体可参见表 2-1、表 2-2)。

全营养混合液(TNA)是利用无菌混合技术将上述各种肠外营养所需的营养物质,按患者的需要量以一定的比例置于同一容器中混合制成的。TNA 的优点有:①可简化肠外营养的实施方式,并减轻了护理工作量及减少导管消耗费用;②在密闭容器内滴注,降低了气栓和污染的机会;③低 pH、高渗浓度的理化环境亦不利于细菌的生长,并可减少高浓度葡萄糖输注的并发症;④减少脂肪乳剂中长链脂肪酸的氧化,避免因脂肪乳剂过快输注引起的不良反应。总之,TNA 给临床肠外营养治疗带来了极大的安全性与方便性。临床常用的 TNA 为卡文,并有数种包装规格[2]。

二、肠外营养制剂的配制方法及依据

(一)全营养混合液中能量、蛋白质、脂肪和葡萄糖的计算

根据患者的不同情况计算每日所需能量,包括基础能量消耗(BEE)和总能量消耗(total energy expenditure,TEE)。

BEE 根据 Harris-Benedict 公式计算:

男:$BEE(kcal/d)=66.47+13.75W+5.00H-6.76A$

女:$BEE(kcal/d)=655.10+9.56W+1.85H-4.68A$

其中,W 代表体重(kg);H 代表身高(cm);A 代表年龄(岁)。

$TEE(kcal/d)=BEE×$活动指数×应激指数[13]

应激指数(超过 BEE 的百分比):大手术为 $10\sim20$;感染为 20;骨折为 $20\sim40$;外伤为 $40\sim60$;败血症为 60;烧伤为 $60\sim100$。

活动指数(超过 BEE 的百分比):卧床为 20;下床为 30;或无应激患者所需能量为 25kcal/d,轻度应激为 28kcal/d,中度应激为 30kcal/d,重度应激为 35kcal/d。

或总能量消耗约为 $25\sim30kcal/(kg \cdot d)$。

(二)蛋白质(氨基酸)需要量

根据患者的具体情况计算每日所需蛋白质(氨基酸)的量。

无应激、正常基础代谢的患者所需蛋白质(氨基酸)的量为 $0.8g/(kg \cdot d)$。

住院患者,轻度应激所需蛋白质(氨基酸)的量为 $1\sim1.2g/(kg \cdot d)$,中度应激为 $1.2\sim1.5g/(kg \cdot d)$,重度应激为 $1.5\sim2.0g/(kg \cdot d)$。

或无应激至轻度应激:氮需要量为 $0.15g/(kg \cdot d)$,热氮比为 $150\sim1901$,蛋白质需要量为 $0.7\sim1.0g/(kg \cdot d)$。

中度应激:氮需要量为 $0.20g/(kg \cdot d)$,热氮比为 150:1,蛋白质需要量为 $0.7\sim1.0g/(kg \cdot d)$。

重度应激:氮需要量为 $0.30g/(kg \cdot d)$,热氮比为 $(120\sim150):1$,蛋白质需要量为 $0.7\sim1.0g/(kg \cdot d)$。

注:蛋白质的需要量＝6.25×氮的需要量[g/(kg・d)]

(三)计算每日所需脂肪乳剂的量

机体总能量摄入值的 20%～50% 可由脂肪乳剂提供,可按 1.2～1.5g/(kg・d)的参考标准提供脂肪乳。

脂肪乳的量(g/d):(0.2～0.3)×总能量/10

(四)计算每日所需液体量

总液体量(mL)＝氨基酸液体量＋葡萄糖液体量＋脂肪乳液体量

(1)氨基酸液体量(mL):根据氨基酸种类,计算氨基酸所需液体量。

11.4%氨基酸:氨基酸需要量/0.114

10.3%氨基酸:氨基酸需要量/0.103

8.5%氨基酸:氨基酸需要量/0.085

(2)葡萄糖液体量(mL):根据医院内已有的葡萄糖种类,计算葡萄糖所需液体量。

20%葡萄糖:葡萄糖需要量/0.2

50%葡萄糖:葡萄糖需要量/0.5

葡萄糖供能量(kcal)＝每日所需总能量－蛋白质供能量－脂肪乳供能量

蛋白质提供能量(kcal)＝4×蛋白质需要量

(3)脂肪乳的液体量(mL)计算:根据脂肪乳种类,计算脂肪乳所需液体量。

10%脂肪乳:(0.2～0.3)×总能量/1.1

20%脂肪乳:(0.2～0.3)×总能量/2

30%脂肪乳:(0.2～0.3)×总能量/3

应控制总的液体量在 30～40mL/(kg・d)。如有额外液体丢失的情况(引流、腹泻、呕吐、开放性伤口等),应再加上这部分额外的液体丢失量[7-8]。

(五)配制时注意事项

1.严格采用无菌操作。

2.营养液在 24h 内输完,不用时应放入 4℃冰箱保存。

3.单瓶营养液(如脂肪乳、氨基酸)如已打开但未使用完毕,应予丢弃。

4.为了减少光敏感性维生素的降解,营养液在储存和输注过程中,应注意避光。

5.有条件的单位,可选用多层的营养袋。

6.为最大程度地减少维生素 C 等还原性维生素的氧化反应,在营养液配制完成以后,应尽量排尽营养袋内残存的空气。

7.应先仔细观察营养液中是否已产生浑浊或沉淀现象,再考虑加入脂肪乳。

8.严禁使用已破乳的肠外营养液。

9.脂肪乳及氨基酸单独使用时,应注意输注速度。由慢速开始,之后速度维持为 35~50 滴/min[9-10]。

(六)正确的混合配制顺序

一般应先加入磷酸根,再加入碳酸根。钙在混合顺序的末尾加入,能减少沉淀产生的概率。另外,葡萄糖酸钙比氯化钙较少产生沉淀;与有机磷制剂如甘油磷酸相比,磷酸根的无机盐类不易产生沉淀。为避免生成磷酸氢钙沉淀,最好选用葡萄糖酸钙作为钙制剂;同时,最好选用有机磷制剂作为磷制剂。

磷酸盐和钙剂应分别加入不同的溶液内稀释,以免产生磷酸钙沉淀,在加入葡萄糖和氨基酸的混合液后,应检查确认没有沉淀后再加脂肪乳液体。除已有资料报道或验证过的药物外,混合液中不能加入其他药物[11-12]。

(七)配制的具体步骤

1.将电解质、胰岛素和微量元素加入葡萄糖或氨基酸中。

2.将磷酸盐加入另一瓶氨基酸中。

3.将水溶性维生素和脂溶性维生素混合并加入脂肪乳中。

4.将磷酸盐、氨基酸、微量元素混合液加入脂肪乳中。

5.最后将上述脂肪乳混合加入静脉输液袋中。

6.排气后轻轻摇动 3L 袋中的混合物,以备使用[6,11-14]。

破乳的定义:将脂肪乳加入到 TNA 中后,由于多种影响因素造成的脂肪乳油滴相互融合,粒径增大,继而在溶液中析出肉眼可见的黄色油滴,并发生明显的两相分离,这种现象称为脂肪乳的"破乳"。

三、肠外营养的实施途径

合适的肠外营养输注途径选择取决于原发疾病的性质、患者使用肠外营养的预期时间、有无血管穿刺史、凝血状态、静脉解剖条件以及护理(住院与否)等因素。住院患者的肠外营养输注途径最常选择短期外周静脉或中心静脉穿刺插管;非住院患者的长期肠外营养治疗,以经中心静脉或外周静脉置管,或皮下植入的输液盒最为常用[15-17]。

(一)经外周静脉肠外营养途径

适应证:①两周内的短期肠外营养,或使用的营养液渗透压低于 1200mOsm/L 者;②存在中心静脉置管禁忌或不可行者;③有脓毒血症或导管感染者。

优点:该法相对简便易行,可避免中心静脉置管时的机械损伤、感染等相关并发症的发生,且容易早期发现静脉炎。

缺点:输注液的渗透压不能过高;由于需反复穿刺,患者易发生静脉炎。因此不宜长期使用。

(二)经中心静脉肠外营养途径

适应证:超过 2 周的长期肠外营养,使用的营养液渗透压高于 1200mOsm/L 者。

置管途径:经锁骨下静脉、颈内静脉或上肢的外周静脉到达上腔静脉。

优点:经锁骨下静脉置管有利于患者的活动和护理。

缺点:气胸是主要的并发症。经颈内静脉置管会导致贴敷料处转颈活动受限,置管感染、动脉损伤及局部血肿等并发症增多。经外周静脉穿刺中心静脉置管(PICC)时,因贵要静脉比头静脉的管径更粗,置入较易,可避免气胸等严重并发症的发生,但血栓性静脉炎和插管错位的发生率也增加,操作难度也加大。此外,颈外静脉置管的错位率高,股静脉的感染性并发症发生率高,因此均不宜采用及实施肠外营养[15-17]。

(三)肠外营养输注方法

肠外营养的输注方法有持续输注法和循环输注法。持续输注法是指在 24h 内将一天的营养液均匀输入。因为各种营养物质同时等量输入,能源、电解质等营养物质均匀持续的供应机体,胰岛素的供应也较为稳定,所以输糖量不会时多时少而使血糖值波动偏大。循环输注法是指将营养液在 12~18h 内输注完成,该法的优点是可以预防或治疗持续输注容易导致的肝脏损害。另外,患者可在白天活动,改善了患者的生活质量,较适合用于长期肠外营养的患者。输液时还可应用输液泵进行均匀、恒速的输液,预防血管堵塞[7,12-13]。

四、肠外营养的监测及停用指征

(一)肠外营养的监测

肠外营养实施期间应进行严密监测,内容包括全身状况、输注途径、代谢过程、营养指标等多个方面。目的是为及时调整营养方案、预防并发症发生及早期发现和处理并发症提供依据[18-19]。

1.全身情况

患者的体重,观察有无水肿、脱水,有无寒战、发热、黄疸等。

2.输注途径

经外周静脉途径实施肠外营养时,应注意输液部位有无液体外渗、皮肤肿胀、颜色改变等情况;经中心静脉途径输注时,置管时及置管后应观察患者有无胸闷憋气、发绀、心慌、肢体麻木等情况,拍胸片了解导管位置。对于长期置管者,应注意导管有无脱出、裂口、堵塞,置管部位有无分泌物、红肿、感染等表现,必要时可做分泌物培养。

3.代谢检测指标

详细记录患者每日液体的摄入量与排出量;肠外营养开始阶段每日检查血糖、尿糖、酮体,以后可改为每周2次;每日测定血清电解质及血气分析,病情稳定后每周1～2次;肝肾功能测定、血凝分析每周1～2次。

4.实验室检查指标

实验室检查指标包括体重、氮平衡、淋巴细胞计数、血清白蛋白、转铁蛋白、前白蛋白测定等,每周2次。根据情况不定期检测锌、铜、铁、维生素B、叶酸等。

(二)肠外营养的停用指征

1.肠道功能恢复。

2.经肠内营养治疗即可满足患者的能量及营养素需要量。

3.施用中出现肠外营养禁忌证。

4.TPN并发胆汁淤积。

5.三酰甘油＞4mmol/L(350mg/dL)者应禁用脂肪乳剂。血清三酰甘油水平在输入脂肪乳后应维持输注前水平或不超过正常水平[12-14]。

(何正富,张　虎,马洪海)

参 考 文 献

[1]Bauer J. Guidelines for the use of parenteral and enteral nutrition in adult and pediatric patients[J]. JPEN, 2002, 26:1SA-138SA.

[2]黄琳,王振江,李玉珍. 肠外营养制剂的新进展及其安全应用[J].中国执业药师,2010,7(3):8-12.

[3]Bellantone R, Bossola M, Carriero C, et al. Structured versus long-chain triglycerides: a safty, tolerance, and efficacy randomized study in colorectal surgical patents[J]. JPEN, 1999, 23:123-127.

[4]林琳,孙淑娟,孙岩梅. 肠外营养制剂的组成及应用[J]. 中国药业,2007,16(5):63-64.

[5]焦广宇,蒋卓勤.临床营养学[M].北京:人民卫生出版社,2003.

[6]中华医学会.临床诊疗指南:肠外肠内营养学分册[M].北京:人民卫生出版社,2008.

[7]Jeejeebhoy KN. Parenteral nutrition in the intensive care unit[J]. Nutrition reviews,2012,70(11):623-630.

[8]梅丹,李大魁,张继春.肠外营养制剂的稳定性及配伍禁忌[J].中国临床营养志,1998,62:74.

[9]李宁,于健春.临床肠外营养支持治疗[M].北京:人民军医出版社,2011.

[10]龚姝,申文武,罗艳丽.肠外营养的实施与护理进展[J].华西医学,2008,23(5):1191.

[11]Newton DW,Driscoll DF. Calcium and phosphate compatibility:revisited again[J]. Am J Health Syst Pharm. 2008,65(1):73.

[12]陈莲珍,何铁强.肠外营养液规范化配置和稳定性探讨[J].中国药房,2012,23(33):3155-3157.

[13]朱明,蔡威.临床肠外与肠内营养[M].北京:科学技术文献出版社,2000.

[14]吴肇汉.实用临床营养治疗学[M].上海:上海科学技术出版社,2001.

[15]翟青,朱斌,安国华,等.肠外营养制剂的应用现状及发展趋势[J].中国药房,2005,16(11):862-863.

[16]田洪静.完全胃肠外营养的临床应用及护理[J].局解手术学杂志,2009,18:271.

[17]林卓慧.肠外营养制剂的配制及安全性研究[J].实用医技杂志,2008,15:2820-2821.

[18]任佐燕.67例完全胃肠外营养患者的护理[J].中国实用医药,2009,4:206.

[19]王加良,张艳丽,李海林.肠外营养液的配制方法的研究[J].牡丹江医学院学报,2009,30(1):23-25.

第四节　全肠外营养的并发症及处理

食管癌术后早期,由于胃肠道功能尚未恢复,以及出于保护吻合口的目的,通常给予患者短期的全肠外营养治疗。研究表明,早期肠外营养治疗对于食管癌术后患者营养状况的恢复和免疫功能的改善有明显效果[1]。近年来,由于空肠造瘘技术的不断完善和在食管癌手术中的广泛应用,食管癌患者术后通常很快就可以开放肠内营养,只有少数患者需长期全肠外营养的支持,因而临床上较为常见的是急性的近期并发症。熟悉这些并发症的发生、危害和防治策略有助于减少肠外营养并发症带来的不良后果。根据诱因的不同,肠外营养的并发症可分为导管相关并发症和代谢并发症。

一、导管相关并发症

由于渗透压高,补液量大,补液时间长,肠外营养液一般都需要经中心静脉通路给药。常用的通路包括经锁骨下静脉、颈内静脉置入的中心静脉导管和经肘前静脉置入的"经外周静脉穿刺中心静脉置管(PICC)"以及近年最新发展的"输液港"技术。

文献报道的导管相关并发症的发生率为(0.15～0.49)/100 导管日[2]。其影响因素包括通路选择、操作者的经验手法、置管持续时间、导管护理质量和患者的基础疾病状态等。导管相关并发症一般分为置管并发症和感染并发症。

(一)置管并发症

早期并发症主要与置管操作有关。早年,置管并发症的发生率在4%左右。近年来,随着技术的改进以及经验的积累,置管相关并发症的发生率约为1%。穿刺前应纠正凝血功能异常,如条件允许可采用超声静脉定位,以选择合适的体位,穿刺时先用细针头定位,插管时采用"J"形头导丝引导技术,这些都有助于减少并发症的发生。并发症的发生还与穿刺部位有关。常见并发症如心律失常、气胸、血胸、动脉内置管、导管异位等在锁骨下静脉和颈内静脉穿刺时的发生率为 $1\%\sim4\%$[2];经肘前静脉置入 PICC 时气胸发生率很低,但导管异位的发生率较高[3]。

早期并发症通过临床检查和置管后常规 X 线胸片一般可明确诊断。如处理合适并及时,多数并发症很容易处理,但有些严重并发症可能需要外科手术处理,如大量气胸、血胸、不能控制的出血等。罕见并发症包括臂丛神经损伤、大量气栓、导管意外割断而形成的导管栓塞、心脏压塞等。

随着肠外营养时间的延长,可出现晚期并发症。与导管相关的静脉血栓的形成是一种常见的并发症,可能与导管类型、基础疾病、检查方法和诊断标准不同有关。它常见于锁骨下静脉和上肢静脉,血栓形成后可逐渐增大并脱落,造成血栓栓塞,这种情况见于 8.7% 的患者[4]。严重血栓栓塞可导致患者死亡。抗凝治疗可显著降低导管相关静脉血栓形成的发生率和血栓栓塞的风险,常用的抗凝药物包括低分子量肝素、华法林等,可根据不同患者选择。已有血栓形成的患者可进行溶栓治疗。

导管阻塞常因导管内血栓形成或药物、无机盐沉淀所致,PICC 通路多于非 PICC 通路[2]。可试用溶栓药进行冲洗,必要时需更换导管。

在某些情况下,导管可形成导管栓子,如导管在穿刺针内倒退割断,或导管质量差而断裂,甚至导管固定不牢导致滑脱。导管折断较为罕见,通常是由于在置管过程中导管被锐器损伤所致。一旦发现导管损伤应立即更换完好的导管,切不可继续使用,否则有可能形成空气栓塞或导管栓塞。心、肺导管栓塞可导致心律失常和感染,且处理十分困难,一旦发生,常需在透视下介入取栓或手术取栓。

据以往文献报道,导管头端异位的发生率为 $4\%\sim6\%$,近年来逐渐降低,大部分医疗机构在中心静脉置管或 PICC 后均会常规行胸片检查以确定导管头端的位置。导管头端的正常位置应在上腔静脉,常见的异位位置可位于同侧颈内外静脉、腋静脉,对侧锁骨下静脉,右心房、右心室、下腔、肝静脉。导管头端异位可导致静脉炎、静脉栓塞、异位血管的损伤、异位处渗液和肿胀。异位于右心房、右心室时还可导致心律失常,三尖瓣纤维化,甚至心脏破裂,后果严重。所以在置管后必须确定导管头端位置,除常规胸片外,必要时还可行血管造影,如果发现导管头端异位,应立即拔除导管。

除了置管的过程,在拔除中心静脉导管时,如操作不当,也可引起一些并发症,称为中心静脉导管拔除综合征。拔管时的注意事项包括:拔管前,规范的消毒与护理,患者最好取仰卧位,当患者有脱水表现时应尽可能避免拔管,拔管时嘱患者屏住呼吸等;拔管后,应及时封闭导管腔,常用手指压住皮肤孔处,外敷抗生素软膏,密封皮肤孔扣至少 12h,嘱患者静卧 30min,并注意避免用力按压颈动脉。

(二)感染并发症

感染是中心静脉置管的严重并发症。感染并发症分为局部感染和全身感染。局部感染主要指穿刺点感染,容易发现,处理上也较为简单,可通过加强遵守置管操作的无菌原则来尽力避免。全身感染称为导管相关性败血症(catheter-related sepsis,CRS),是非常严重的并发症,一旦发现,应该立即处理。接受肠外营养的患者因缺乏肠内营养而导致肠道功能紊乱、肠道免疫功能下降和菌群易位,这些都使该类患者成为感染的高危人群。

导管相关性感染包括导管细菌定植、局部感染和导管相关的菌血症、脓毒血症等。浅表性静脉炎多见于采用 PICC 通路的患者,可因细菌感染引起,也可因化学性刺激引起[2]。研究发现,重症监护室(intensive care unit,ICU)患者中心静脉导管细菌定植的发生率可高达 21%[5]。TPN 患者一旦发生脓毒血症可导致死亡率显著增加。

大多数导管相关感染由革兰阳性菌(特别是表皮葡萄球菌和金黄色葡萄球菌)引起,但也可由革兰阴性菌(如假单胞菌、肺炎克雷伯杆菌、大肠杆菌、黏质沙雷菌、阴沟肠杆菌)或真菌(主要是念珠菌属)引起[6]。

预防导管相关感染最为重要的措施是在穿刺置管过程中、营养液制备过程中,以及给药和导管护理时严格遵守无菌原则。一般不主张预防性使用抗生素。没有感染证据时也不必定期更换导管。对于发生局部感染的患者,应及时拔除导管,并送导管尖端、导管出口渗液和经导管抽出的血样做培养。患者一旦发生导管相关性脓毒血症,必须立刻拔除导管,取样送培养,先给予广谱抗生素,根据培养及药敏结果及时调整抗生素。培养结果出来前,抗生素的选择应针对可能的致病微生物及当地病原菌的耐药情况,随后根据细菌培养和药敏结果来调整抗生素的使用。

二、急性代谢并发症

(一)糖类代谢紊乱

碳水化合物是目前所有肠外营养配方中最主要的供能物质,其中最常用的就是葡萄糖。TPN 都会伴随高浓度葡萄糖的静脉输注,但人类利用葡萄糖的能力是有限的。此外,TPN 患者往往因原发疾病、糖尿病、应激状态下抗胰岛素激素的分泌等因素而产生一定程度的胰岛素抵抗[7]。这些因素使得患者较容易出现高血糖。葡萄糖过多可导致肝脏脂肪变性、交感神经张力升高和 CO_2 产生增多。高血糖本身也会给患者带来一系列副作用,如渗透性利尿、脱水、高渗性昏迷等。

低血糖并发症相对较为少见,但糖原异生和血糖稳定机制受损的患者则有发生低血糖的风险。这种情况见于肝肾衰竭、肾上腺功能不全、尿毒症、营养不良、糖尿病患者和婴幼儿[8]。理论上,当高糖 TPN 突然中止时,机体之前受刺激分泌的胰岛素可致突发低血糖甚至低血糖昏迷。但实际上也有研究发现,突然终止或逐渐终止 TPN 输注都不会产生明显的低血糖[9]。尽管如此,在实施肠外营养期间或终止时均应密切监测血糖水平。

(二)脂类代谢紊乱

高脂血症主要是由于 TPN 给予的脂肪物质含量超过机体代谢脂质的能力所致,其中最主要的是高甘油三酯血症。而对于某些患者,因疾病本身导致机体清除脂质的能力降低,更容易发生高脂血症,常见于尿毒症、糖尿病、肝肾功能损害等危重症患者和家族性高脂血症患者。

TPN 引发的高脂血症通常是一过性的良性过程。但即使是短期的严重高甘油三酯血症也有诱发急性胰腺炎的危险。偶尔也可引起发热、黄疸、贫血、肝脾肿大和凝血功能障碍等症状[10]。有研究发现,急性呼吸窘迫综合征(acute respiratory distress syndrome,ARDS)患者静脉输注脂肪乳剂后出现肺功能恶化和炎症反应加重[11]。但脂肪供能的好处是可降低呼吸熵、减少

CO_2 的产生,这对呼吸衰竭患者是有利的。目前的观点是,含适量脂肪乳剂的平衡肠外营养对于危重患者整体上是安全的,益处多于可能的危害。

(三)高尿钙症

高尿钙症在接受长期 TPN 的患者中较为常见。原因包括原有基础疾病的影响、骨骼对钙的吸收利用减少以及肾功能损害后对钙的再吸收发生障碍等。适当降低 TPN 配方中的钙量有助于维持血清钙和尿钙浓度于正常水平[12]。

(四)水、电解质代谢紊乱

水、电解质紊乱在接受 TPN 的患者中仍然是个值得关注的问题,可导致明显的住院时间延长和死亡率增加[13],因此,在肠外营养过程中应严密监测水、电解质平衡情况,并给予及时纠正。

三、慢性代谢并发症(器官并发症)

(一)肝胆并发症

肠外营养期间出现肝功能异常较常见。多数病例仅表现为肝酶升高,无明显临床症状,但少部分患者可能发生肝脏脂肪变性、肝脏胆汁淤积、胆石症、胆囊炎等,晚期可发展为肝硬化和肝衰竭。

1.肝脏脂肪变性

肝脏脂肪变性是目前常见的肝胆系统并发症,多见于成人,通常在刚刚实施 TPN 的 1～4 周内发生。患者表现为肝酶升高(超过正常上限的 1.5 倍)、胆红素轻中度升高、肝脏增大,超声检查可显示肝脏结构的改变,血管网络细密增强。脂肪变性早期通常发生在门静脉周围,若仅限于此范围通常为可逆过程,但可进一步发展为整个小叶的脂肪性肝炎,伴有不同程度的胆汁淤积和纤维化。肝硬化阶段可出现门静脉高压的症状[14]。

2.肝脏胆汁淤积

肝脏胆汁淤积是较为严重的并发症,可发展为肝硬化和肝衰竭,特别是长期接受 TPN 治疗的患者,这在食管癌患者中较为少见。患者出现黄疸、高胆红素血症、谷氨酰转肽酶和碱性磷酸酶升高。组织学检查有门静脉周围胆汁淤积浸润和广泛纤维化样改变。疾病终末期有肝硬化表现。

因此,肠外营养期间监测肝脏功能极为重要。由于该并发症严重影响患者预后,应尽可能预防或减少其发生。以下措施可能有效:①如条件允许,少量给予肠内营养或补充胆囊收缩素,以刺激胆囊收缩,促进肠肝循环。②适当应用抗生素抑制肠道内细菌的生长。③补充熊去氧胆酸。研究发现,口服熊去氧胆酸可逆转 TPN 引起的严重胆汁淤积[15]。④应用合适的氨基酸制剂,提供适宜的氨基酸和牛磺酸。⑤应用合适的脂肪乳剂,提供必需脂肪酸,避免剂量过大。

3.胆石症和胆囊炎

接受 TPN 时,因缺乏肠道刺激,胆囊运动功能受损,导致胆囊淤积,进一步可发展为胆汁淤渣、胆石症和胆囊炎[16]。补充胆囊收缩素、少量给予饮食或肠内营养可刺激胆囊收缩,对 TPN 相关的胆囊并发症有防治作用。

(二)骨　病

骨病在接受 TPN 的患者中很常见。主要表现为骨质疏松、骨密度降低、血清碱性磷酸酶升高、高钙血症、骨痛甚至骨折等。Pironi 等[17]对 165 例接受长期肠外营养的患者的调查发现,81%的患者有骨质减少,41% 的患者有骨质疏松,35% 的患者有骨痛,10%的患者有骨折。

增加钙、磷、镁等元素的摄入,调整合适的维生素 D 剂量,以及补充降钙素、甲状旁腺激素和适当运动等可能有助于骨病的防治。另一个可能有效的药物是胰高血糖素样肽-2,前期研究显示,它可增加短肠综合征患者的骨密度[18]。

(江　洪,胡润磊,王一青)

参 考 文 献

[1]王海东,杨康,杨军民,等.食管癌术后早期肠外营养支持的临床研究[J].重庆医学,2002,31(5):373-375.

[2]Cowl CT, Weinstock JV, Al-Jurf A, et al. Complications and cost

associated with parenteral nutrition delivered to hospitalized patients through either subclavian or peripherally-inserted central catheters[J]. Clin Nutr，2000,19(4):237-243.

[3]Cotogni P，Pittiruti M. Focus on peripherally inserted central catheters in critically ill patients[J]. World J Crit Care Med，2014,3(4):80-94.

[4]Otten TR，Stein PD，Patel KC，et al. Thromboembolic disease involving the superior vena cava and brachiocephalicveins[J]. Chest,2003, 123(3):809-812.

[5]Dimick JB，Swoboda S，Talamini MA，et al. Risk of colonization of central venous catheters：catheters for total parenteral nutrition vs other catheters[J]. Am J Crit Care, 2003,12(4):328-335.

[6]Safdar N，Maki DG. Inflammation at the insertion site is not predictive of catheter-related bloodstream infection with short-term，noncuffed central venous catheters[J]. Crit Care Med，2002，30(12)：2632-2635.

[7]邓小明.危重病医学[M].北京：人民卫生出版社,2004.

[8]Kampfrath T，Rosenblatt DA，Lenhardt R，et al. Undetected hypoglycemia in a patient receiving TPN[J]. Clin Chim Acta，2013,424:96-98.

[9]Kim H，Son E，Kim J，et al. Association of hyperglycemia and markers of hepatic dysfunction with dextrose infusion rates in Korean patients receiving total parenteral nutrition[J]. Am J Health Syst Pharm，2003，60(17):1760-1766.

[10]Dickerson RN，Drover JW. Monitoring nutrition therapy in the critically ill patient with obesity[J]. JPEN,2011,35(Suppl 5):S44-S51.

[11]Lekka ME,Liokatis S,Nathanail C,et al. The impact of intravenous fat emulsion administration in acute lung injury[J]. Am J Respir Crit Care Med,2004,169(5):638-644.

[12]Ikema S，Horikawa R，Nakano M，et al. Growth and metabolic disturbances in a patient with total parenteral nutrition：a case of hypercalciuric hypercalcemia[J]. Endocr J，2000,47(Suppl 3):S137-S140.

［13］Fan CG，Ren JA，Wang XB，et al. Refeeding syndrome in patients with gastrointestinal fistula［J］. Nutrition，2004，20(4)：346-350.

［14］Angelico M，Guardia PD. Hepatobiliary complications associated with total parenteral nutrition［J］. Aliment Pharmacol Ther，2000，14(Suppl 2)：S54-S57.

［15］San-Luis VA，Btaiche IF. Ursodiol in patients with parenteral nutrition-associated cholestasis［J］. Ann Pharmacother，2007，41(11)：1867-1872.

［16］Baudet S，Medina C，Vilaseca J，et al. Effect of short-term octreotide therapy and total parenteral nutrition on the development of biliary sludge and lithiasis［J］. Hepatogastroenterology，2002，49(45)：609-612.

［17］Pironi L，La bate AM，Pertkiewicz M，et al. Prevalence of bone disease in patients on home parenteral nutrition［J］. Clin Nutr，2002，21(4)：289-296.

［18］Gottschalck IB，Jeppesen PB，Hartmann B，et al. Effects of treatment with glucagon-like peptide-2 on bone resorption in colectomized patients with distal ileostomy or jejunostomy and short-bowel syndrome［J］. Scand J Gastroenterol，2008，43(11)：1304-1310.

第三章

肠内营养

第一节　肠内营养的概况

　　临床营养治疗是指经口、肠道或肠外途径为患者提供较全面的营养素[1]，包括肠内营养（enteral nutrition，EN）和肠外营养（parenteral nutrition，PN）。肠内营养是指患者通过口服或管饲来摄入营养制剂，从而获取机体代谢所需要的能量和营养素的营养治疗方式[2]。肠内营养根据制剂组成的不同，分为整蛋白型肠内营养、短肽型肠内营养和氨基酸型肠内营养；根据用途的不同，分为通用型肠内营养和疾病导向型肠内营养；根据给予途径的不同，分为口服肠内营养和管饲肠内营养[3]。

　　"肠屏障"是近年来的研究热点之一：肠道不仅是消化、吸收营养和分泌某些激素的场所，还是具有屏障功能的免疫器官[4]。肠屏障的组成很严密，包括解剖、化学、生物和免疫4个方面。正常状态下，这种完整的屏障系统能抵御肠腔内细菌和毒素的侵入。但在应激状态下，肠道成为被打击的中心器官，肠屏障功能因此容易遭到破坏，而且可能累及其他器官，严重时可能导致多器官功能障碍综合征（multiple organ dysfunction syndrome，MODS）。因此，保护危重患者肠黏膜屏障功能是重要的治疗措施之一。已有研究证实，摄食过程就能有效地保持肠黏膜的完整性。一方面，肠黏膜细胞可从肠腔内获得各种营养；另一方面，食物直接的机械刺激是避免肠黏膜萎缩的重要因素[4]。另外，经静脉给予或者在食物中添加足够的谷氨酰胺可以预防肠黏膜萎缩。临床上强调尽量采用肠内营养，就是因为肠内营养的实施有利于保护肠屏障功能，并且有利于免疫功能的调控。实际上，当肠内营养所供能量达到总量的 1/3 左右时，就能够发挥其保护肠屏障的作用。这对危重患者而言，如果做到了这一步，就能阻止肠道细菌及毒素的易位，这对患者的转危为安起到至关重要的作用。

"早期肠内营养"是另一个研究热点，即主张在食管癌术后 12～24h 开始给予肠内营养[5]。其主要理论基础有两点：①创伤后初期就会导致肠黏膜损害，此时开始给予肠内营养可以保护肠屏障功能；②肠内营养可减少肠道促炎因子的产生，从而减轻全身炎症反应综合征（systemic inflammatory response syndrome，SIRS）的严重程度。研究证实，术后早期肠内营养的实施可以降低切口感染率、肺部感染率和吻合口瘘的发生率[6]。

与肠外营养相比，肠内营养的特点有"简便、价廉、有效和合乎生理"。前述的"肠屏障"等可以充分说明肠内营养的有效和合乎生理；价廉也是肠内营养相比肠外营养的优势之一。但在临床应用时，尤其是应用初期，肠内营养并不"简便"。因为选用的制剂和输液的速度、浓度、温度等不能为患者所适应，可能引起腹泻、腹胀等症状；放置喂养管难度较大。由这些不足之处引起的应用率降低，常掩盖了"有效"这一优点，再次影响它的推广使用。实际上，如果经过一段时间的应用，肠内营养的不足之处一般都能解决，其优点就能凸显。当符合"肠道有功能，且能安全使用肠内营养"原则时，为了患者的早日康复，医护人员应当克服困难，应用之。不过，当肠功能严重障碍时，肠外营养仍然是直接有效的营养途径，这是肠内营养所不可替代的。

目前研究结果[7-9]表明,住院患者中 30％～50％的患者具有不同程度的营养不良,而消化道肿瘤接受手术治疗者营养不良的发生率更高。营养不良是影响手术并发症的独立预测因子和长期生存的主要因素。在食管癌病例中,患者普遍存在着蛋白质-能量不足型营养不良,肿瘤影响以及治疗的打击都是重要的不良因素。研究结果表明,入院时即有26.35％的肿瘤患者具有营养不良,45.56％的患者具有营养风险。营养不良常导致食管癌患者手术死亡率和手术并发症发生率提高,还可能导致住院时间的延长、生活质量下降、住院费用增加,进而缩短生存期。因此,对食管癌患者的营养状态进行"早评估",对于存在营养不良及营养风险的患者进行"早发现"和"早干预",具有重要的意义。然而,许多临床医师对此缺乏认识。需要接受营养治疗的患者仅部分接受了营养治疗;或者患者尽管接受了营养治疗,却存在着明显的不合理性。肠内营养观念尽管已逐步为临床医师所接受,但临床应用中过渡到以肠内营养为主还需要一个过程,而且其给予时间为术后 28～72h,平均为术后 56h,明显晚于目前推荐的术后 24h 开始应用,说明营养治疗的新观念还有待于进一步的宣传和普及[10-15]。

我国临床营养学科定位不清,长期落后于整体医疗水平的发展,成为我国医疗服务的软肋之一。再加上临床营养人才缺乏,疾病患者的营养诊断、营养评价和营养治疗水平较低,相关政策和法规滞后,严重影响临床营养学科的发展。打破制约临床营养学科发展的"瓶颈",已经成为当前提高医疗保障水平的一个十分重要而迫切需要解决的问题[7]。在2011 年全国临床营养学术会议上,黎介寿院士[4]明确指出,现在临床普遍存在的问题是:或不按规范,自由为之;或照搬规范,脱离实际。他强调,既要细读规范,还要灵活使用,应该把营养治疗从初级阶段(只知道谁该用和用什么),逐步推进到现在的高级阶段,即知道为什么要用、用了之后会起什么作用等深层次的问题。无论理论还是实践都要达到"知其所以然"的程度。具体而言,正确的做法是,首先应充分认识和掌握临床营养的现代概念,然后根据病情特点按照操作规范实施。只有这样,才能提高我国临床营养治疗的整体水平。在专业委员会的倡导下，临床营养治疗的观念已逐步转变。从解放军南京总医院、北京安贞医院、北京大学第三医院（北医三院）、大连医学院附属二院、浙江省宁波第一医院等[16-20]多家大中型医院的临床营养药应用情况分析，进入 21 世纪以来，肠内营养药的构成比例逐年上升，说明临床医生对肠内营养的认知度在不断提高。

2013 年 7 月，笔者（为本章节的作者，赵晓东）应我国台湾医疗管理科学学会的邀请，就临床营养治疗情况，赴我国台湾国泰医院参观学习。得到一些启示，虽然大陆的临床营养治疗在南京、上海等地都已经开展并取得了一定的成绩，但由于营养教育工作相对滞后，临床营养治疗领域还有很多问题需要解决。例如：需要开设专门的营养门诊；营养师需要参与到患者的会诊、查房和宣教中来，建立由临床医师、护士、营养师、药剂师组成的营养治疗小组。

（赵晓东，周成伟，曹隆想）

参 考 文 献

[1]李宁,于健春,蔡威.临床肠外肠内营养治疗学[M].北京:中华医学电子音像出版社,2012.

[2]张思源,于康.临床胃肠内营养[M].2 版.北京:人民军医出版社,2009.

[3]中华医学会肠外与肠内营养学分会.临床诊疗指南:肠外肠内营养学分册[M].北京:人民卫生出版社,2008.

[4]黎介寿.免疫营养的现状[J].肠外与肠内营养,2012,19(6):321-323.

[5]王建,易龙,舒晓亮,等.我国临床营养学科的现状与存在问题[J].中国食物与营养,2012,18(7):5-9.

[6]Sucher U. Immune function and organ failure. Immunomodulation with nutritional support—an update[J]. Anaethesist,2000,49(5):460-465.

[7]蒋朱明,陈伟,朱赛楠,等.我国东、中、西部大城市三甲医院营养不良(不足)、营养风险发生率及营养支持应用状况调查[J].中国临床营养志,2008,16(6):335-337.

[8]曹翔,蔡东联,张玉珍,等.3567 例住院患者营养风险筛查和营养治疗率的研究[J].医学研究杂志,2010,39(2):51-53.

[9]Kondrup J,Allison SP,Elia M,et al. ESPEN guidelines for nutrition risk screening 2002[J].Clin Nutr,2003,22(4):415-421.

[10]于康.实用临床营养手册[M].北京:科学出版社,2010.

[11]蒋朱明,吴蔚然.肠内营养[M].2 版.北京:人民卫生出版社,2002.

[12]Andrews PJ,Avenell A,Noble DW,et al. Randomised trial of glutamine, selenium, or both, to supplement parenteral nutrition for critically ill patients[J]. BMJ,2011,342: d1542.

[13]Mirtallo JM,Alatair F,Stephan A,et al. International consensus guidelines for nutrition therapy in pancreatitis[J].JPEN,2012,36(3): 284-291.

[14]Yan F,Polk DB. Probiotics and immune health[J].Curr Opin Gastroenterol,2011,27(6):496-501.

[15]张明,王杨,宋桂花,等.潍坊某三甲医院早期、中期胃肠道癌患者的营养风险、营养不足发生率和营养支持情况调查[J].中华临床营养杂志,2012,20(6): 345-350.

[16]陈乾,黄旺英,齐维鹏.北京安贞联合医院 2009-2012 年临床营养药应用情况分析[J].药学实践杂志,2014,32(1):68-71.

[17]徐悠然,翟所迪.我院 2007-2012 年临床营养药应用情况分析[J].中国药房,2013,24(22):2032-2035.

[18]黄晓晖,宋小骏.2008-2010 年我院肠内营养药应用分析[J].中国药业,2013,22(10): 96-98.

[19]王柯,周芸,翟兴月,等.667 例住院患者营养风险筛查和营养支持情况的研究[J].医学综述,2014,20(6):1104-1106.

[20]谢浩芬,徐琴鸿,张明,等.宁波某三甲医院胃结直肠癌Ⅰ-Ⅲ期患者营养风险、不足、支持情况:前瞻性调查[J].中华临床营养杂志,2013,21(6):339-343.

第二节　肠内营养的适应证及禁忌证

当患者无法或不愿经口摄食，或经口摄食不能满足其营养需要时，首先应考虑给予肠内营养治疗[1]。肠内营养比较符合人体的生理状态，不仅能维护肠屏障功能和其完整性，而且还能增强机体免疫能力，从而减少术后并发症的发生，降低医疗成本，缩短住院时间，改善临床结局。因此，在临床上肠内营养有着广泛的应用[2]。但应用指征方面还存在一些问题，下面就合理应用肠内营养的适应证与禁忌证予以阐述。

一、肠内营养的适应证

肠内营养的可行性主要取决于小肠的功能状态是否良好，是否能够耐受各类肠内营养制剂，即肠道功能是否正常是应用肠内营养的重要指征[3]。基于上述指征，目前临床上，肠内营养主要推荐用于下列情况：

（一）胃肠功能正常，但营养物质摄入不足或不能摄入者

1. 合并有中枢神经系统异常所致的吞咽功能障碍患者

脑血管意外、脑部肿瘤、脑膜炎、严重感染、高热等引起的昏迷或意识障碍，以及老年痴呆、精神失常、严重抑郁症、精神性厌食、知觉和咽反射丧失等引起的不能经口进食或吞咽者。

2. 吞咽或咀嚼困难者

食管癌所致严重狭窄乃至梗阻，喉返神经损伤致经口进食严重呛咳，或合并有口咽疾病、重症肌无力等导致的吞咽或咀嚼困难者。

3. 有正常的吞咽功能，但摄食不足、营养素需要量增加者

常见有如下两种情况：

（1）食管癌放疗/化疗患者：营养不良在食管癌患者中尤为多见，常表现为厌食、乏力、体重下降、体力状况变差等。然而放疗/化疗所致的不良反应

进一步加重了患者的营养不良,使得机体耐受能力整体下降。适当的肠内营养有助于改善症状和增加免疫力,使治疗得到成功。

(2)术前/术后的营养治疗:外科患者常常会由于一些原因而出现长期摄食不足、高分解代谢状态、胃肠功能衰竭以及额外的营养丢失等情况,从而处于一种营养缺乏状态。此时,营养不良不仅影响患者的生理和免疫功能,而且还会增加手术风险和术后并发症的发生率,延长住院时间,增加医疗费用,进而影响患者预后。因此,食管癌围手术期的营养治疗尤为重要,肠内营养既能提高患者的营养水平、免疫功能,又能减轻手术创伤带来的应激反应,降低手术风险,促进康复[4]。

(二)胃肠道功能不良者

食管癌患者常常会合并一些胃肠道功能疾病,如反流性食管炎及术后出现的一系列胃肠道并发症。肠内营养治疗可以明显改善患者的临床疗效。

1.消化道瘘

消化道瘘是指消化道与其他空腔脏器、体腔或体腔外出现异常通道,造成肠道内容物流出肠腔,从而引起感染、体液丧失、体内稳态失衡、器官功能受损、营养不良等[5]。食管癌患者有时会出现术后吻合口瘘、胸胃瘘、胸胃-气管瘘、食管-气管瘘等。肠内营养适用于所提供的营养素不会从瘘孔中流出的消化道瘘患者。肠内营养能有效减少瘘孔的排出液,同时还添加了一些微量元素,可使体内氮、钾与镁的平衡得到改善,50%以上的瘘孔可以自动闭合[6]。

2.胃瘫(胃排空障碍)

食管癌术后有一些患者会出现胃排空障碍,严重者常常会持续数周甚至更长时间,患者常常会伴有恶心、呕吐及顽固性呃逆等症状,严重影响了预后。此时,患者的小肠和结肠功能仍正常,适当地给予肠内营养治疗,有利于患者胃功能的恢复。

3.短肠综合征

短肠综合征在食管癌手术患者中比较少见,短肠综合征的治疗目前仍以营养治疗为主,如果单纯依靠肠外营养维持生存,不但费用昂贵,而且常常会伴发诸多肠外营养的并发症。在患者术后适时采用或兼用肠内营养治疗,更有利于其肠道的代偿性增生与适应,促进残留小肠吸收功能的代偿作用,维护消化道的生理功能,从而改善患者的营养状况[7]。

4.胰腺疾病

胰腺疾病常常会导致食管癌患者代谢紊乱、消化吸收功能障碍、营养的摄入和吸收严重不足,严重时患者还会出现胃蠕动迟缓以及十二指肠、小肠持续性的功能性麻痹等。因此,安全有效的营养治疗是影响患者预后的重要因素。

5.结肠代食管手术与检查前准备

在进行手术前肠道准备或肠镜检查时,应用无渣的肠内营养制剂可使肠道干净,菌群改变,从而降低感染率,使手术危险性降低,检查结果更加准确,术后的护理也将变得更加方便。

6.其他

有严重反流性食管炎的食管癌患者常合并有吸收不良综合征、胆盐性腹泻及各种病因导致的顽固性腹泻等,此时适当的应用肠内营养将有助于患者疾病的恢复和营养状况的改善。

(三)胃肠功能基本正常但伴有其他脏器功能不良者

1.心血管疾病

当严重的心血管疾病导致心力衰竭时,人体将会出现明显的体循环和肺循环瘀血。尤其是体循环瘀血导致胃肠道瘀血时,患者常常会出现消化不良、食欲不振、腹胀、腹泻等症状,最终将引起明显的营养不良,甚至会发生心脏性恶病质,从而导致抵抗力减弱,感染发生率增加。为改善上述症状,除积极的纠正心力衰竭外,还需合理的加强肠内营养治疗,以维持机体的代谢需要[8]。

2.肝衰竭

肝衰竭是多因素引起的严重肝脏功能损害,导致肝解毒功能障碍,体内的大量代谢产物蓄积,引起胃肠道功能紊乱,肠内营养摄入困难,从而导致患者营养不良。因此,早期积极合理的肠内营养治疗,除能增加肝衰竭患者的能量和氮摄入外,肠内营养中支链氨基酸不仅可以促进肌肉蛋白合成,而且还可以降低机体内源性氨的形成,增加肝蛋白的合成,从而有助于肝细胞的修复与再生[9]。

3. 肾衰竭

肾衰竭患者易出现蛋白质-能量营养不良、免疫功能低下及抵抗力下降,此时可以给予优质低蛋白的肠内营养治疗。优质低蛋白的摄入不仅可以减少人体蛋白质代谢产生的毒性产物,延缓慢性肾衰竭患者的病情进展,减少蛋白尿和减轻尿毒症症状,而且还可以延缓肾透析的时间等[10]。

4. 呼吸功能障碍

呼吸功能障碍患者常常会出现呼吸困难、食欲不振、胃肠道乏氧、胃肠功能紊乱等症状,这些症状将会导致机体对营养成分摄入不足,使其陷入急、慢性能量和蛋白质负平衡状态,最终出现不同程度的营养不良。有研究指出,慢性阻塞性疾病患者中有 1/3 的患者存在营养不良的风险,需要机械通气的患者营养不良的发生率将会更高[11]。营养不良不仅可以损害人体呼吸肌的结构和功能,而且还会影响到呼吸中枢的通气驱动和肺的防御机制,导致肺部感染的发生率和严重程度明显增高。合理的肠内营养治疗可以缓解患者病情,改善呼吸功能,使患者早日摆脱呼吸机机械通气[12]。

5. 糖尿病

住院患者中,糖尿病患者占有相当大的一部分,当这些糖尿病患者存在营养不良风险以及具有营养治疗指征时,应首选肠内营养。肠内营养在糖尿病患者中的应用不仅可以改善患者的营养状况,补充人体所必需的各种营养成分,达到并维持较佳的代谢状态,而且还能减少血糖水平异常、酮症及高渗性昏迷等并发症的发生,满足机体在特定时期的营养需求。

6. 合并氨基酸代谢缺陷病

氨基酸代谢缺陷病指的是氨基酸代谢中,缺乏某种酶而引起的遗传性疾病,如合并有苯丙酮酸尿症。此时给予缺乏这种氨基酸的肠内营养,可以明显改善预后,减少该病对机体的损害。

二、肠内营养的禁忌证

肠内营养的适应证已相当广泛,但仍然有一些情况应慎用或不宜用肠内营养:

1.急性完全性肠梗阻或胃肠蠕动功能严重减慢的患者。

2.处于严重应激状态、顽固性呕吐、上消化道出血、麻痹性肠梗阻、严重的腹腔感染或严重腹泻急性期的患者。

3.大量乳糜胸、乳糜腹患者。

4.结肠代食管术后肛门排气前的患者。

5.存在严重的吸收不良综合征或长期少食衰弱的患者。对于这类患者,在进行肠内营养治疗之前,应先给予一段时间的肠外营养,以改善机体内小肠酶的活力及黏膜细胞的状态,然后才能进行肠内营养。

6.高流量的肠瘘患者。在给予肠内营养治疗有困难时,不宜贸然进行肠内营养,以免加重病情。

7.糖尿病症状明显、接受高剂量类固醇药物治疗及糖耐量异常的患者。此类患者因不能耐受肠内营养的高糖负荷,不宜应用高糖的肠内营养制剂。

8.处于休克状态的患者。

(吴旭辉,曹金林)

参 考 文 献

[1]Kolaček S. Enteral nutrition[J]. World Rev Nutr Diet,2013,108: 86-90.

[2]Lottes Stewart M. Nutrition support protocols and their influence on the delivery of enteral nutrition: a systematic review[J]. Worldviews

Evid Based Nurs,2014,11(3):194-199.

[3]Saarnio J, Pohju A, Ahtola H. Indications and execution of enteral nutrition[J]. Duodecim,2014,130(21):2239-2244.

[4]Schulz RJ, Maurmann M, Noreik M. Perioperative nutritional therapy[J]. Z Gerontol Geriatr, 2014,47(2):131-135.

[5]Majercik S, Kinikini M, White T. Enteroatmospheric fistula: from soup to nuts[J]. Nutr Clin Pract,2012,27(4):507-512.

[6]Girard E, Messager M, Sauvanet A, et al. Anastomotic leakage after gastrointestinal surgery: diagnosis and management[J]. J Visc Surg, 2014,151(6):441-450.

[7]Kelly DG, Tappenden KA, Winkler MF. Short bowel syndrome: highlights of patient management, quality of life, and survival[J]. JPEN 2014,38(4):427-437.

[8]Jiménez Jiménez FJ, Cervera Montes M, Blesa Malpica AL. Guidelines for specialized nutritional and metabolic support in the critically-ill patient: update. Consensus SEMICYUC-SENPE: cardiac patient[J]. Nutr Hosp,2011,26 (Suppl 2):S76-S80.

[9]Plauth M. Nutrition and liver failure[J]. Med Klin Intensivmed Notfmed,2013,108(5):391-395.

[10]Ash S, Campbell KL, Bogard J, et al. Nutrition prescription to achieve positive outcomes in chronic kidney disease: a systematic review[J]. Nutrients,2014,6(1):416-451.

[11]Maia I, Xará S, Dias I, Parente B, et al. Nutrition impact symptoms and body composition in patients with COPD[J]. Rev Port Pneumol, 2014,20(6):293-298.

[12]Collins PF, Elia M, Stratton RJ. Nutritional support and functional capacity in chronic obstructive pulmonary disease: a systematic review and meta-analysis[J]. Respirology, 2013,18(4):616-629.

第三节　肠内营养的实施

一、肠内营养制剂的种类和优缺点

肠内营养制剂是指只能通过胃肠道提供营养素的营养制剂。根据肠内营养制剂的组成,可将其分为要素制剂、非要素制剂、组件制剂和特殊应用制剂等四大类[1-3]。

(一)要素制剂

要素制剂是一种以游离氨基酸或蛋白质水解物、短肽为氮源,以不需要消化或极易消化的糖类、脂肪为能源,配以矿物质、维生素及微量元素而组成的完全制剂。其最初来源于 Greenstein 在 1957 年为解决宇航员饮食问题而开发的肠内营养制剂。要素制剂的基本成分包括氮源(L-氨基酸、蛋白质完全水解产物或蛋白质部分水解物)、脂肪(红花油、葵花子油、玉米油、大豆油或花生油)、糖类(葡萄糖、双糖、葡萄糖低聚糖或糊精)、维生素和矿物质。由于此类制剂的化学成分明确,并可采用现代制药或食品工程技术配制而成,也有学者称其为化学组成明确制剂(chemically defined diet,CDD)。

要素制剂的特点:营养全面,无须消化即可直接或接近直接吸收,成分明确,不含残渣或残渣极少,不含乳糖,但是适口性差,因此以管饲为主要途径。目前临床应用的商品要素制剂主要有小百肽、百普素、百普力、力衡全、立适康(短肽)等。

(二)非要素制剂

非要素制剂以整蛋白或蛋白质游离物为氮源,渗透压接近等渗(300～400mOsm/L),较适用于胃肠道功能较好的患者。非要素制剂的口感较好,适用于口服,并且具有使用方便、耐受性强的优点。主要包括匀浆制剂和整蛋白为氮源的非要素制剂。

1.匀浆制剂

匀浆制剂是指将天然食物经捣碎器捣碎并搅拌后制成的肠内营养制剂。由于其来源于天然食物，因此其成分需经肠道充分消化后才能被人体吸收和利用，且残渣量较大，故适合用于肠道功能正常或较好的患者。此类制剂一般包括以下两类。

(1)商品匀浆制剂：优点是无菌、即用的匀浆液体，其成分明确，可通过细孔径喂养管，应用较为方便；缺点是营养成分不易调整，价格较高。如立适康匀浆。

(2)自制匀浆制剂：是用天然食品配制的流体状饮食，为大分子营养素组成的非要素饮食。优点：与正常饮食相似，但在体外已经被粉碎，故易消化吸收；可调配成热能充足，各种营养素齐全的平衡饮食，渗透压不高，对胃肠无刺激；因其含有较多的食物纤维，可预防便秘，而且没有副作用；可根据实际情况调整营养素成分；价格较低；制备方便、灵活。缺点：维生素和矿物质的含量不甚明确或差异较大；固体成分易于沉降及黏度较高，不易通过细孔径喂养管。

配制方法：根据配方选择特定食物，按一定数量称量备用，若加牛奶、豆浆及蔗糖等应煮沸消毒，并与全部食物混合，磨碎搅成匀浆。每日配制1d用量，在0～4℃冰箱内冷藏，24h后废弃。

肠内营养制剂在配制过程中应特别注意防止污染。商品制剂虽然无菌，但可通过各种途径被污染，患者可能因此而出现肠道菌群失调。可能导致污染的内源性因素主要有制剂成分，配膳间环境，制剂混合用具、容器，病房环境、空气、粉尘、输注袋及管道、肠内营养用插管储存不当。外源性因素主要是患者本身。

自制匀浆制剂应用广泛，只要有需要，且患者肠道允许，都可以应用，但使用时应本着"循序渐进"的原则。多数患者开始时应使用稀释溶液，根据患者的耐受情况，以后逐步提高浓度、灌注速度与总容量，以避免引起不耐受。

2.整蛋白为氮源的非要素制剂

(1)含牛奶配方：该制剂的氮源为全奶、脱脂奶或酪蛋白，蛋白质生理价值高,与以分离的大豆蛋白为氮源的制剂相比口感更佳,但含有乳糖,不宜用于乳糖不耐受症患者。常见的含牛奶肠内营养用制剂有加营素等。

(2)不含乳糖配方:对于乳糖不耐受症的患者,可考虑采用不含乳糖的肠内营养用制剂。其氮源为可溶酪蛋白盐、大豆蛋白分离物或鸡蛋清固体。如安素(Ensure)是一种以蛋白质为基础的营养液,它特别适用于肠道有部分功能的患者,同时它的蛋白质分解后也可产生谷氨酰胺。常见的不含乳糖的肠内营养制剂有安素、瑞素、瑞高等。

(3)含膳食纤维配方:此类直接包括添加水果、蔬菜的匀浆制剂和以大豆多糖纤维的形式添加膳食纤维的非要素制剂,此类制剂适用于葡萄糖不耐受、肾衰竭、结肠疾患、便秘或腹泻等患者。使用时应采用口径较大的输注管。常见的含膳食纤维肠内营养制剂有组纤素、能全力、瑞能等。

(三)组件制剂

营养素组件,亦称不完全制剂,是仅以某种或某类营养素为主的肠内营养制剂。它可对完全制剂进行补充和强化,以弥补完全制剂在适应个体差异方面欠缺灵活的不足;亦可采用两种或两种以上的组件制剂构成组件配方,以适应患者的特殊需要。组件制剂主要包括蛋白质组件、脂肪组件、糖类组件、维生素及矿物质组件。

1.蛋白质组件

其氮源为氨基酸混合物、蛋白质水解物或高生物价整蛋白(包括牛奶、酪蛋白、乳白蛋白、大豆蛋白分离物等)。蛋白质组件适用于创(烧)伤、大手术等需要增加蛋白质的情况,也可用于肾衰竭或肝性脑病需限制蛋白质的患者。常见的蛋白质组件商品有加营素蛋白粉、立适康乳白蛋白粉等。

2.脂肪组件

原料包括长链甘油三酯(LCT)及中链脂肪三酯(MCT)。LCT 的热量为 9kcal/g,且含较为丰富的必需脂肪酸;MCT 的热量为 8.4kcal/g,且不含必需脂肪酸,但 MCT 熔点低,分子量小,溶解度高,水解更快更完全。MCT 不经淋巴系统,直接由门静脉系统进入肝脏。MCT 通过线粒体膜进入基质时,不需要肉毒碱的存在。MCT 主要用于脂肪吸收不良患者,其中包括淋巴系统异常及乳糜微粒合成障碍者。但 MCT 的生酮作用远强于 LCT,因此不可用于糖尿病酮症酸中毒患者。使用 MCT 超过1周以上,则需要补充 LCT,使其所含亚油酸的供热比例达到 3%～4%。常见的 LCT 商品:Microlipid,来源是红花油;Lipomol,来源是玉米油。常见的 MCT 商品:MCT 油,来源是分馏的椰子油。

3. 糖类组件

原料可采用单糖(包括葡萄糖、果糖和半乳糖)、双糖(包括蔗糖、乳糖和麦芽糖)、低聚糖(包括糊精、葡萄糖低聚糖、麦芽三糖和麦芽糊精)或多糖(包括淀粉和糖原)。以葡萄糖当量或转化率(dextrose equivalent,DE)表示水解程度。葡萄糖DE=100,液体玉米糖浆 DE=36～60,固体玉米糖浆 DE>20,麦芽糊精 DE=10～20。DE 越高,其甜度和渗透压越高。为减轻甜度及渗透压,以提高患者的耐受性,可采用麦芽糊精或葡萄糖多聚体,它们对升高血糖及引起胰岛素反应的作用较葡萄糖及蔗糖低。常见的糖类组件商品:Moducal,来源于麦芽糊精;Polycose,来源于葡萄糖多聚体;Liquid CHO Supplement,来源于葡萄糖多聚体;Nutrisouse CHO,来源于玉米糖浆固体;Sumacal,来源于麦芽糊精;Hycal,来源于葡萄糖。

4. 维生素及矿物质组件

在使用组件制剂时,应添加适量的维生素及微量元素制剂,常见的有 Ketovite、Nutrisource 等。一般每2000kcal 热量的组件制剂中,需添加研磨的 Ketovite 片剂 3 片及液体剂 5mL。

(四)特殊应用制剂

1. 婴儿应用要素制剂

母乳是婴儿最佳的天然食物,婴儿应用的肠内营养制剂应仿照人乳设计,以确保婴儿正常的生长发育。常见的商品制剂主要有 Nutramigen 和 Pregestimil 等。前者用于对蛋白质不耐受的婴儿;后者用于对双糖不耐受或有其他胃肠道疾病的患儿及儿童。

2.肝衰竭用制剂

使用此制剂的目的在于减轻肝性脑病的症状,同时又可给以患者营养。常用的有 Hepatic-Aid 和 Travasorb Hepatic,氮源为 14 种氨基酸,其特点是支链氨基酸(BCAA)含量较高(Hepatic-Aid 中 BCAA 含量为 46%;Travasorb Hepatic 中占 50%),而芳香族氨基酸及甲硫氨酸含量较低。

3.肾衰竭用制剂

使用该制剂的目的在于重新利用体内分解的尿素氮来合成非必需氨基酸,从而减轻氮质血症,并有助于合成体蛋白。常用的有 Amin-Aid 和 Travasorb Renal 等。前者的氮源为 8 种必需氨基酸及肾功能损害时所必需的组氨酸;后者除含有 8 种必需氨基酸外,还含有组氨酸及可能需要(尤其在透析时)的非必需氨基酸,共 15 种。

4.肺疾患用制剂

肺疾患专用制剂的设计原则:提高脂肪含量,产热比例达到 41%~55%;降低糖类含量,产热比例降至 27%~39%,以降低 CO_2 的产生;蛋白质含量应足以维持瘦体组织并满足合成代谢需要;热量密度达到 1.5kcal/mL,用以限制液体的摄入。

5.创伤用制剂

创伤用制剂适用于大手术、烧伤、多发性创伤及脓毒血症等高代谢的患者。对于创伤与脓毒血症患者,若术后无发生吸入性肺炎的危险、无肠梗阻,且胃蠕动可使喂养管进入十二指肠时,都可给予含高支链氨基酸的创伤用肠内营养剂。开始适宜以稀浓度与缓速输注,以后两者逐渐增加以满足热量及蛋白质的需要。当可维持正氮平衡及创伤与脓毒血症消退后,可开始喂养适当的完全肠内营养。3 种创伤用肠内营养制剂是 TraumaCal、Traum-Aid HBC 和 Stresstein。

6.先天性氨基酸代谢缺陷症用制剂

先天性氨基酸代谢缺陷症系某种氨基酸的代谢过程中,因某种酶的缺乏而引起的遗传性疾病。典型疾病包括以下几种。

(1)苯丙酮尿症(phenylketonuria,PKU):因肝脏缺乏苯丙氨酸羟化酶,不能使苯丙氨酸转化为酪氨酸,以致排泄的尿中有大量的苯丙酮酸、苯乙酸及苯乳酸。应在婴儿出生后 3 月内采用无苯丙氨酸制剂,如 Lofenalac,PKU-Aid 等。

(2)槭(枫)糖尿症(maple syrup urine disease,MSUD):因支链氨基酸脱羧酶缺乏而经尿排泄大量的支链氨基酸及其酮酸。可给予无支链氨基酸制剂,如 MSUD-Aid 等。待血浆支链氨基酸水平接近正常后,再于制剂中加入支链氨基酸,监测血浆支链氨基酸的浓度,至稳定后采用牛奶代替三种支链氨基酸混合物。

(3)组氨酸血症:由于组氨酸酶缺乏而引起。可给予缺乏组氨酸制剂。如 Histin-Aid、Formula HF 等。

(4)酪氨酸血症:可给予要素制剂 Formula LPT 等,其中不含酪氨酸和苯丙氨酸。

二、肠内营养的使用方法

肠内营养是指经胃肠道提供代谢所需要的营养物质及其他各种营养素的营养治疗方式。肠内营养在保证机体营养需求、维持肠屏障功能、增强肠道免疫功能、降低患者医疗费用、减少并发症等方面的优势被逐渐认可[4]。食管癌患者入院时多数伴有吞咽困难引起的进食障碍,再加上癌肿导致的消耗增加,使食管癌患者更容易出现营养不良及营养风险。2007 年,国内一项较大样本的随机对照试验对比了 537 例食管癌术后早期肠内、肠外营养治疗的效果[5]。结果显示,术后早期肠内营养治疗较肠外营养治疗能更加有效地促进肠功能恢复,明显减少术后并发症,改善了患者营养状况和免疫功能,缩短了住院时间,且费用低廉。国外研究也证实,营养不良的食管癌患者术后死亡率和手术并发症发生率明显增高[6]。因此,对食管癌患者术后的营养治疗应严格遵循"如果肠道有功能,就应使用肠内营养"的原则。

肠内营养的途径主要分为口服和管饲两种。口服肠内营养制剂主要用于消化道完整,无严重反复呕吐、胃反流、食管狭窄,但代谢需要增加的患者,如严重腹泻、糖尿病、癌性恶病质、生长迟缓的儿童及早产儿等。对于尚能进食但营养状况不良的食管癌患者,一般推荐口服肠内营养治疗。管饲的方式较为丰富,可分为两大类:①无创的置管技术,主要是指经鼻途径放置营养导管,根据不同的病情需要,导管远端可放置在胃、十二指肠或空肠中;②有创的置管技术,包括内镜协助置管和外科手术下的各类造瘘技术,如胃造瘘和空肠造瘘等。管饲途径的选择原则包括以下几个方面的内容:满足肠内营养的需要;置管方式尽量简单、方便;尽量减少对患者的伤害;患者舒适和有利于长期带管[7]。根据中华医学会在 2008 年出版的《临床诊疗指南:肠外肠内营养学分册》,对于接受手术治疗的食管癌患者推荐在术中放置空肠造瘘管,以便术后较长时间内的肠内营养治疗[8]。

　　传统观念认为,上消化道手术后必须等肛门排气排便后才能进行肠内营养。但随着对肠功能认识的逐步深入以及对围手术期营养治疗的重视,加上肠内营养制剂的快速发展,早期肠内营养(early enteral nutrition,EEN)在营养治疗中的地位日渐重要[9]。早期肠内营养是指在术后24h 内,经口或通过鼻饲管或空肠喂养管进行肠内营养。专家共识认为应根据患者的胃肠功能和耐受能力决定术后早期进食或肠内营养的开始时间和剂量。食管癌术中很容易将鼻饲管通过吻合口送入十二指肠以远的空肠段,且十二指肠以下消化道未受到手术干扰,因此对于食管癌患者,肠内营养作为术后早期营养治疗方式有其独特的优势。有研究报道,食管癌术后 24h 以内即开始经营养管给予肠内营养治疗,可防止长时间禁食带来的肠黏膜损害,既保护了肠道的屏障功能,又减少了静脉输液量,尤其有益于心肺功能不良的老年患者[10]。此外也有荟萃分析研究表明,与传统术后禁食相比,早期肠内营养可有效降低术后并发症的发生率,并且明显缩短住院时间,降低切口感染和肺部感染,有较低的胃排空延迟发生率[11]。

　　食管癌患者应在围手术期按 20～30kcal/(kg·d)提供机体所需能量、蛋白质、脂肪、必需氨基酸及碳水化合物,另外需注意摄入每日所需维生素及微量元素等。标准的整蛋白配方适用于大部分患者。肠内营养的供给应根据患者肠道的基础情况和运动功能的恢复程度加以选择,喂养的速率必须使患者在初期有足够的时间以适应肠内营养[12]。口服肠内营养制剂一般为 200～300mL/次,6～7 次/d。管饲患者常用的投给方式包括以下三种。

(1)一次性投给:将配制好的肠内营养制剂置于注射器中,于 5～10min 内缓慢注入营养管中,250～400mL/次,4～6 次/d,操作简便,适合需长期家庭肠内营养的患者。但其不良反应明显,主要为腹胀、腹泻、恶心、呕吐等,目前临床上较少使用。

(2)间歇性重力输注:将肠内营养制剂置于容器中,经输注管和喂养管相连,缓缓滴入消化道中,250～400mL/次,4～6 次/d,速率为 20～30mL/min,其优点在于患者有较多的自由活动时间,类似正常饮食,但有可能延缓胃排空。

(3)经泵连续性输注:肠内营养制剂置于商品肠内喂养专用容器中,连续滴注可持续 16～24h,开始时采用低浓度、低剂量、低速度的输注方法,随后逐渐增加。对于营养状况不佳的食管癌患者,现多主张采用此法,不良反应少,营养效果好。

三、肠内营养的停用时机

对于肠内营养的停用时机,目前并无明确要求。一般情况下,临床医师根据患者的营养状况、术后恢复及进食情况、是否出现并发症或禁忌证等综合评估后决定。根据停用的原因可分为恢复性停用及妥协性停用。

1.恢复性停用

肠道功能基本恢复、可经口营养后停用肠内营养。一般当患者术后恢复良好,能经口摄食并能满足生理营养素的需要量时,就可以停用肠内营养。停用时要遵循循序渐进的原则,逐渐停用肠内营养,并逐渐增加经口摄食量。如有以下情况可停用:①生命体征平稳;②排除严重应激状态或休克;③神智清晰,中枢神经系统稳定,咽反射健全,能吞咽;④能经口摄食并能满足生理营养素的需要量；⑤胃肠道消化及吸收功能良好；⑥排除上消化道出血；⑦无腹膜炎；⑧非顽固性呕吐或严重腹泻急性期；⑨无胃肠道瘘；⑩无不完全肠梗阻和胃排空障碍；⑪无急性胰腺炎与胰瘘；⑫肝肾功能良好。

2.妥协性停用

当患者接受肠内营养治疗后出现并发症或禁忌证时，应停用肠内营养。主要包括以下情况：①患者耐受性差，出现并发症，如消化道症状（腹胀不能耐受、严重腹泻）、代谢综合征（再灌食综合征、高血糖、电解质紊乱、水过多或脱水）、误吸或吸入性肺炎及机械性问题；②出现肠梗阻、消化道出血、严重感染、肠道严重吸收不良等禁忌证；③胃肠道潴留量≥200mL时应暂停输注；④其他需要禁食的情况。此时，一般视情况停用肠内营养以免加重病情，此外应给予肠外营养治疗。

（励新健，李晨蔚，孟　迪）

参 考 文 献

[1]蒋朱明，于康，蔡威.临床肠外与肠内营养[M].2版.北京:科技文献出版社,2010.

[2]（捷克）索博特卡.临床营养基础[M].蔡威,译.上海:复旦大学出版社,2007.

[3]焦广宇，蒋卓勤.临床营养学[M].北京：人民卫生出版社,2003.

[4]李元新，黎介寿.肠内营养支持的进展[J].临床医学杂志,2002,6(2):90-94.

[5]徐洪波，黄和平.食管癌术后早期肠内营养的临床应用[J].肿瘤,2007,10:832-834.

[6]Knox LS, Crosby LO, Feurer ID, et al. Energy expenditure in malnourished cancer patients[J]. Ann Surg, 1983,197(2):152-162.

[7]王涌，彭承宏，彭淑牖，等.肠内营养的置管方法[J].临床外科杂志,2003,1(11):51-54.

[8]中华医学会.临床诊疗指南:肠外肠内营养学分册(2008版)[M].北京: 人民卫生出版社,2009.

[9]Weijs T J，Berkelmans G H，Nieuwenhuijzen G A，et al. Routes for early enteral nutrition after esophagectomy：a systematic review[J]. Clin Nutr,2015,34(1):1-6.

[10]Bozzetti F，Cozzaglio L，Gavazzi C，et al. Nutritional support in patients with cancer of the esophagus：impact on nutritional status，patient compliance to therapy，and survival[J]. Tumori，1998,84(6): 681-6.

[11]Osland E，Yunus RM，Khan S，et al. Early versus traditional postoperative feeding in patients undergoing resectional gastrointestinal surgery：a meta-analysis[J]. JPEN，2011,35(4):473-87.

[12]李初俊.肠内营养支持途径的建立与维护[J].中华胃肠外科杂志,2012, 5(15):445-447.

第四节　肠内营养的并发症及处理

与肠外营养相比,肠内营养比较安全,其并发症有限且较易预防和处理。并发症多由于配方选择不恰当或输注途径使用不当引起,也有部分并发症由本身疾病或治疗期间导致[1]。

一、机械性并发症

(一)误　吸

误吸是肠内营养常见且致命性的并发症,多由胃食管反流所致[2],特别是意识不清或呕吐反射减弱的患者更易发生。引起误吸的危险因素包括[3]:①意识不清;②呕吐反射减弱;③胃食管反流;④食管括约肌无力;⑤体位不当,如仰卧体位;⑥喂养管管径过大;⑦胃内食物潴留。

误吸的症状主要为呼吸系统相关表现,可出现呼吸困难、喘息、心动过速、发绀、发热等。为了降低误吸的风险,患者喂养时应抬高床头,保持45°半卧位,喂养结束后应保持该姿势30min。抑酸或胃黏膜保护药物可缓解食管炎症状,但不能防止吸入性肺炎的发生。胃内食物潴留可使误吸风险增高,定期检测胃残留量和联合应用促胃肠动力药可降低误吸的风险[4]。如果喂养后4h胃液>200mL,应考虑改变肠内营养的方式或配方。例如:将营养管送至幽门以下位置[5];使用输液泵,输液泵可减少胃潴留,但通常由于需要长时间输入,故可能较单次喂养或间断喂养风险更大[6]。另外,食管癌切除患者由于缺乏食管括约肌限制反流,且围手术期全身状况较差,因此使用肠内营养时需特别注意预防误吸的发生。

(二)营养管相关并发症

该类并发症根据营养管置入方式的不同而有所差别,主要包括导管堵塞、移位、渗漏、脱落,感染,穿孔,出血,肠梗阻,邻近器官如肺或胸膜损伤等。其中最常见的为堵塞,大部分堵塞继发于凝固或喂饲后不及时冲洗。

堵塞与导管内径、护理质量、导管类型、置管时间及营养物类型相关。堵塞时可尝试予以温水、含胰酶的碱性液体冲洗,若仍无法解决堵塞,可考虑拔除营养管后重新置管[3]。渗漏提示营养管已失去功能,对于已失去功能的营养管应予以更换,若为感染则应行抗感染治疗甚至拔除营养管[6]。

二、胃肠道并发症

(一)腹　泻

腹泻在肠内营养中常见,根据报道,其发生率为 $2\%\sim63\%$[3]。部分腹泻患者可以通过肠内营养的合理管理来预防,如根据输注途径、患者耐受情况选用合适的配方和输注速度,但仍有部分患者不能有效预防。腹泻与感染、药物、食物种类、营养管部位、喂养频率及肠道吸收功能等多种因素相关。如患者腹泻程度严重,可考虑采取以下措施:①调整输注速度和喂养频率;②调整肠内营养配方,检查是否存在引起腹泻的相关物质,或改用含有可溶性膳食纤维的肠内营养配方;③排除肠内营养不相关的腹泻,如感染性腹泻、本身肠道功能紊乱等;④分析患者的用药情况,是否有药物引起的相关腹泻,如长期使用抗生素、抗心律失常药、含镁抗酸药、降压药等;⑤若怀疑肠道吸收功能受损,可换用低聚或单体配方;⑥若严重腹泻持续存在且无法解决,则应考虑行肠外营养治疗[3]。

(二)恶心和呕吐

$10\%\sim20\%$ 的肠内营养治疗患者可出现恶心、呕吐,增加误吸的风险。胃排空延迟是导致恶心、呕吐最常见的原因,患者常伴有腹胀、腹痛,因此,若患者出现腹胀、腹痛,需考虑胃排空延迟,应减少镇静剂的使用,以及换用低脂配方,降低输注速度,同时予以胃肠动力药物。

(三)便　秘

肠内营养治疗患者出现便秘,多因活动减少、肠道动力不足、水分摄入不足、缺乏膳食纤维等所致。需与肠梗阻相鉴别,特别是对于外科患者。便秘患者应充分饮水,同时使用不溶性纤维配方,必要时可使用肠道软化剂或促胃肠动力药物等。

三、代谢并发症

肠内营养的代谢并发症与静脉肠外营养的并发症相似,但由于胃肠本身的吸收和调节作用,代谢性并发症的发生率和严重程度均较肠外营养低。肠内营养治疗可出现多种代谢性问题,包括液体、电解质、维生素及微量元素的缺乏或过多。因此,严密监测患者的水、电解质、酸碱平衡情况有助于减少和预防代谢并发症。现将主要的代谢并发症叙述如下。

(一)低钠血症

低钠血症是常见的代谢并发症,常伴有水肿,可因静脉输液过多、配方水分含量过多,以及恶性营养不良等引起,患者通常体内水分增多,总钠水平亦增多,因此治疗上不应继续补钠,而应更换配方,限制液体的摄入,并补充钾。补钾可促进细胞膜钠的转运,有助于纠正低钠血症。

(二)高钠血症

水分丢失过多,液体的摄入不足,或使用高渗性溶液均可引起高钠血症。治疗上,增加水的摄入,同时还需考虑是否合并其他病因,从而对症治疗。

(三)高血糖

10%～30%的肠内营养治疗患者可出现高血糖[3],多为能量摄入过多、胰岛素不足所致,治疗上需评估能量摄入,调整胰岛素使用量。另外,还需注意在突然停止肠内营养时,患者可出现反应性高血糖,特别是应用降糖治疗的患者。

(四)再喂养综合征

对于严重营养不良或长期禁食患者,再次喂养时可出现再喂养综合征,癌症患者该并发症的发生率约为 5%～25%[3]。目前认为禁食患者的机体下调了黏膜功能,已经适应了营养不良,细胞内钾、镁、钙、磷外溢,使全身电解质储备减少,同时钠和水分进入细胞内。一旦开始进食,上述过程逆转,钾、镁、钙、磷水平急剧下降,同时伴循环和细胞外体液突然增多。再喂养综合征可表现为低磷血症、低镁血症、低钾血症、维生素(如维生素 B_1)缺乏、液体潴留等,严重情况下可出现循环和呼吸功能衰竭、昏迷甚至死亡[7-8]。

再喂养综合征的治疗重在预防,主要有以下防治措施:①肠内营养从小剂量开始;②喂养之前先改善电解质紊乱和恢复循环容量,高风险的患者应在喂养开始即补偿足量的钾、镁、钙、磷等;③喂养之前静脉补充维生素 B_1;④高风险患者摄食时应严密监测生命体征,液体平衡,血、尿电解质,呼吸功能,血气等指标。

总的来说,肠内营养并发症较肠外营养少见,且程度多较轻,易控制,但需做好喂养前评估,选择合理的输注途径、配方等。对于高风险患者需进行严密监测,做到早发现、早处理。

(喻光懋,包飞潮)

参 考 文 献

[1] Laura M,Michele G. Contemporary Nutrition Support Practice:a Clinical Guide[M]. 2nd ed. New York:Saunders,2002.

[2] Coben RM,Weintraub A,DiMarino AJ Jr. ,et al. Gastroesophageal reflux during gastrostomy feeding[J]. Gastroenterology,1994,106:13-8.

[3] Sobotka L. 临床营养学基础[M]. 蔡威,译. 上海:复旦大学出版社,2007.

[4] Balan KK,Vinjamuri S,Maltby P,et al. Gastroesophageal reflux in patients fed by percutaneous endoscopic gastrostomy (PEG):detection by a simple scintigraphic method[J]. Am J Gastroenterol,1998,93: 946-949.

[5] Misra S,Macwan K,Albert V. Transpyloric feeding in gastroesopha-geal-reflux-associated apnea in premature infants[J]. Acta Paediatr, 2007,96:1426-1429.

[6] 蒋朱明,于康,蔡威. 临床肠外营养与肠内营养[M]. 2版. 北京:科学技术文献出版社,2010.

[7] Mallet M. Refeeding syndrome[J]. Age Ageing,2002,31:65.

[8] Afzal NA,Addai S,FagbemiA et al. Refeeding syndrome with enteral nutrition in children:a case report. Literature review and clinical guidelines[J]. ClinNutr,2002, 21:515.

第五节 肠内、肠外营养的优缺点比较

根据食管外科人工营养的发展历程,肠外营养的应用早于肠内营养。早期,食管切除术围手术期的营养治疗以经肠外途径为主。随着空肠造瘘技术的出现和成熟,肠内营养的应用也渐趋普遍。目前,肠内营养的应用主要受肠道功能的限制,但与肠外营养相比,肠内营养具有营养效果好,保护肠黏膜屏障,促进消化道运动功能恢复,减少应激和感染等多方面的优势。一般认为,在无明显禁忌且患者耐受良好的情况下,应首选肠内营养。临床上需根据患者的具体情况选择个体化的治疗方案。

一、营养效果

对于肠内、肠外营养代谢效果的比较评价研究,开始于70年代初的几组动物实验[1]。但得到的结果不尽相同。之后临床研究逐渐增多。

Muggia-Sullam 等[2]将腹部手术后患者分为肠内营养组和肠外营养组,并在手术后1d开始进行营养治疗至第7~10天,两组患者热量与氮的摄入量均一致。结果显示,对于两组患者,肠内、肠外营养均能促进正氮平衡,而且他们在体重和血清蛋白如(白蛋白、转铁蛋白、视黄醇结合蛋白等)方面均无明显不同。该研究认为,肠内营养在热量和蛋白供给效果上并不优于肠外营养,持续的肠内或肠外营养对于维持人体蛋白的代谢效果相近。另外,两组的血浆胰岛素、胰高血糖素、总的高血糖素、胃泌素和胰多肽等水平无差异。Burt 等[3]选择了体重丢失≥20%的食管癌营养不良患者,通过前瞻性随机对照试验研究他们在分别接受肠内(空肠喂养)、肠外营养治疗2周后的营养代谢情况,结果表明,两组的血糖、乳酸盐与葡萄糖转换率均显著增加,但胰岛素、皮质醇、生长激素和甲状腺素等无明显变化。该研究认为,食管癌患者行肠内或肠外营养后,营养代谢效果基本相同。Fletcher 等[4]对手术后患者应用肠内或肠外营养的对照研究发现,早期术后肠内营养与肠外营养患者每日氮摄入量分别为 6.76g 和 5.88g,每日氮排出量分别为 10.96g 和 10.02g,平均每日氮平衡值分别为－4.20g 和－4.14g,肠内和肠外营养具有相同的降低负氮平衡的效果。Muggia-Sullam 等[2]的相关研究还发现,肠外营养在术后早期获得营养效果要好于肠内营养。

但也有很多研究认为,肠内营养的营养代谢效果优于肠外营养。Jee-vanandam 等[5]综合分析了 47 例肠内营养治疗和 82 例肠外营养治疗的住院患者,结果显示,肠内营养氮代谢效率为 61%±1%,而肠外营养则为 45%±4%,肠内营养患者每日对蛋白的需求高于肠外营养患者,特别是败血症和癌症患者,肠内营养氮的利用率明显高于肠外营养。Moore 等[6]应用前瞻性临床研究比较腹部创伤严重患者肠内(29 例)或肠外(30 例)营养治疗的效果,在第 10 天,接受肠内营养治疗的患者的血清白蛋白、转铁蛋白、视黄醇结合蛋白分别为 3.4mg/dL±0.1mg/dL、216mg/dL±25mg/dL、3.1mg/dL±0.3mg/dL,明显高于肠外营养组 2.7mg/dL±0.2mg/dL、150mg/dL±18mg/dL、2.0mg/dL±0.3mg/dL。周凯等[7]将肝移植术后早期(术后 1～7d)患者分为肠内营养组与肠外营养组,每组 15 例,均给予等氮[0.17～0.20g/(kg·d)]、等热量[125.4kJ/(kg·d)]营养。结果显示,肠内营养组在术后第 4 天起的每日氮平衡和 1 周累计氮平衡(－47.32g/d±26.32g/d)均显著优于肠外营养组(－111.76g/d±28.58g/d)。术后第 8 天的白蛋白与前白蛋白水平,肠内营养组(40.2g/L±3.2g/L、252.7mg/L±9.6mg/L)也显著优于肠外营养组(36.7g/L±4.6g/L、202.4mg/L±21.2mg/L)。

目前认为,肠内营养时营养物质经肝门静脉系统吸收输送至肝,有利于内脏尤其是肝脏的蛋白质合成和代谢调节[8-9]。肠内营养通过刺激胃肠激素及胃液、胆汁和胰液分泌帮助营养物质的消化吸收,因而更适应人体的生理调节[10],使得机体对肠内营养提供的营养物质利用率高于肠外营养。另外,肠内营养时,营养素能影响随后的物质代谢与同化,主要是通过对胃肠道具有营养作用的激素促进胰岛素分泌,从而有利于对即将进入血浆的糖、氨基酸及脂肪酸的储存、代谢和利用[11]。且肠外营养会促使机体的心排出量增加,体内脏器血流分布增多,从而使营养物质的正常代谢过程的耗能增加。所以在给予同样热量和氮量治疗的情况下,使用肠内营养的患者的体重增加和氮潴留均优于肠外营养。长期的肠外营养，机体可能会增加的成分主要是水和脂肪，而瘦体组织增加不多。另外，现阶段仍然有一些营养物质不能添加至肠外营养中，而在肠内营养液中调入自然营养成分则更加方便安全。因而肠内营养的营养成分越全面，越能适应人体吸收后的生理需求。

二、肠屏障功能

肠内营养能够更好地维护肠屏障功能，防止肠道菌群易位。肠内营养可刺激消化液、胃肠道激素、酶及分泌型 IgA(sIgA)的分泌，促进胆囊收缩和胃肠蠕动功能，并能为肠道黏膜提供多达 70％的营养底物[8]。因此，肠内营养能维持肠黏膜细胞的正常结构，保护黏膜的机械屏障；维持肠道固有菌群，保护黏膜的生物屏障，并能达到保护肠黏膜化学屏障及免疫屏障的作用。有研究发现，只要提供不低于总热量 20％的肠内营养，就可以避免肠道屏障功能的破坏与肠道菌群易位[8]。而肠外营养却因将营养成分直接输入血液循环之中，缺乏同肠内营养液一样的直接刺激作用，且不能直接提供给肠黏膜所需的大部分营养底物，长期应用会使小肠黏膜细胞和营养酶系的活性退化，对肠屏障功能有损害作用。有学者认为，患者术后若不在早期接受肠内营养，会导致肠腔内营养物质匮乏，致病菌就会主动释放出细菌素，抑制正常菌群的繁殖，或直接杀灭正常菌群[12]。同时细菌为适应环境，将发生变异，从而繁衍出具有毒力的菌株，进而破坏肠黏膜的生物屏障。

Qiu 等[13]对 SD 大鼠行 70％的肝切除后给予相同营养的肠外营养和肠内营养，术后 2d 对所有大鼠行安乐死，发现肠外营养组在肝、脾、肺的细菌易位明显高于肠内营养组，而且肠外营养大鼠还伴有菌血症。研究还表明一种重要的炎症因子——肿瘤坏死因子 α(tumor necrosis factor-α，TNF-α)在肠外营养治疗大鼠中的表达明显高于肠内营养治疗大鼠，肠外营养尽管提供了机体所需营养，但其肠黏膜屏障受到严重破坏，炎症反应增强，而肠内营养则对维持肠黏膜屏障起一定作用。Ganessunker 等[14]在建立的乳猪全胃肠外营养模型中发现，肠外营养的乳猪小肠质量 7d 下降 50％，小肠肠绒毛高度减低和肠隐窝深度减少，局部炎症指标——组织相容性复合物 Ⅱ的表达在回肠和结肠中升高。Kotani 等[15]应用急性胰腺炎大鼠模型，发现进行等体积、等热量的肠内或肠外营养 7d 后,肠内营养组肠系膜淋巴结菌落数和内毒素水平明显低于肠外营养组。马晓博等[16]研究肠内、肠外营养治疗对胃肠术后大鼠肠屏障功能的恢复发现,给予术后大鼠等氮、等热量支持 7d 后,肠外营养组肠黏膜明显萎缩,绒毛高度、黏膜厚度、隐窝深度、绒毛表面积均低于肠内营养组,并且,可反映创伤后肠道屏障恢复程度的肠黏膜闭合蛋白也低于肠内营养组。蒋朱明等[11]在对 120 例外科手术后患者使用肠内、肠外营养的对照研究中也发现,手术后使用肠内营养的患者在肠黏膜通透性、氮平衡、免疫及预后等方面的指标均明显优于肠外营养,提示肠内营养对肠道屏障具有保护作用。其他多项研究结果也表明了肠内营养较肠外营养在肠屏障保护作用中的优势。

三、消化道运动功能

肠外营养治疗可明显减少消化液的分泌量,导致小肠黏膜萎缩,抑制胃肠道的蠕动,从而导致肠功能减退[9]。这可能与肠外营养抑制了消化道激素的释放有关。有研究认为,消化道术后胃肠麻痹是以胃和结肠为主[10]。肠外营养能产生"早饱"综合征(satiety syndrome),可使胃蠕动功能受抑制[11]。而肠内营养却不会抑制甚至有促进胃肠道运动功能的作用。研究显示,术后早期行肠内营养很少或不形成粪便,不会引起结肠胀气,相反会刺激加快结肠功能的恢复[10]。早期(术后 6~24h)给予肠内营养还能改善肠道的氧合能力[8]。

Hosseini 等[17]将上消化道术后患者随机分为肠内营养组和肠外营养组,前瞻性随机临床试验结果表明,肠内营养组平均肛门排气或排便时间为 2.4d±1.2d,而肠外营养组为 4.3d±0.9d,肠内营养组肛门排气时间明显缩短,肠内营养治疗可使患者的肠功能尽早恢复。彭建平等[18]的研究亦表明,肠内营养治疗的胃癌患者术后排气时间和排便时间明显较肠外营养治疗的患者缩短;肠内营养通过肠道直接吸收,有利于肠内营养均衡,而肠外营养通过静脉供给,影响胃肠道的吸收、利用功能,不利于肠功能的恢复。陈桂明等[19]在对 105 例食管癌患者术后营养治疗的研究中同样发现,早期肠内营养组术后肛门排气时间显著早于常规肠外营养组。

四、应激代谢反应

食管癌患者手术创伤、全身衰竭、肿瘤免疫低下等原因所导致的肠道细菌易位等感染情况,都会进入由分解代谢激素(神经内分泌系统调节)和炎症介质共同介导的应激炎症反应,并以高代谢和高分解代谢为特征[1,8]。在这类患者中,营养素直接或间接地影响细胞因子的产生[8]。而不同的营养治疗途径也会对这种反应产生不同的影响。Hagiwara 等[20]对大鼠行肠内或肠外营养 7d 后,静脉注射脂多糖(lipopolysaccharide,LPS)诱导败血症发生,结果发现,无论是诱导前后,与肠外营养组比较,肠内营养组血清胃饥饿素均明显增高。而在炎症介质方面,静脉注射脂多糖 3h 后,检测血清 TNF-α 水平,以及 12h 后检测血清高迁移率族蛋白(high mobility group box 1,HMGB1)水平,均显示肠外营养组较肠内营养组明显增高。而高胃饥饿素的水平又与炎症介质的抑制相关联。Takagi 等[21]将接受三野淋巴清扫食管癌根治手术的 29 位患者分为肠外营养组(18 例)和肠内营养组(11 例),自术前 1 周至术后 14d 均给予等氮等热量的营养。结果,尽管两组中血清白细胞介素-6(interleukin-6,IL-6)水平在术后均增高,但在术后第 3 天和第 7 天,肠内营养组较肠外营养组明显降低。同样,血清白细胞介素-10(interleukin-10,IL-10)水平在肠外营养组也显示明显高于肠内营养组。在术后 2h 和 7d,血清 IL-6 水平与 IL-10 水平两者之间表现出明显的正相关。在手术后的血清内毒素水平方面,肠内营养组也显著低于肠外营养组。部分研究表明,在降低应激激素与细胞因子的产生,防止或减轻机体应激高代谢及高分解代谢方面,肠内营养优于肠外营养。

五、感染发生率

发生感染是食管癌手术及其他创伤后患者常见的并发症之一。Braunschweig 等[22]对 20 个研究共 1033 例患者进行荟萃分析(包括胰腺炎、溃疡性结肠炎、克罗恩病、外科手术、创伤、多器官功能衰竭等),其中肠内营养治疗 508 例,肠外营养治疗 525 例,比较两者间治疗后感染发生的危险性,结果发现,肠内营养治疗患者感染发生的危险性明显低于肠外营养治疗患者(相对危险度为 0.66，95％置信区间为 0.56～0.97）。Takero 等[23]在对 29 项随机对照试验（共计 2552 例患者，研究比较消化道手术肠内、肠外营养的术后并发症或住院时间）进行的荟萃分析中发现，与肠外营养治疗相比，肠内营养治疗具有任一并发症、任一感染并发症、吻合口瘘、腹腔脓肿发生风险低，住院时间短的优势。Peter 等[24]在对住院患者早期肠内营养和早期肠外营养感染发生率的荟萃分析研究中也发现，肠外营养组具有更高的感染发生率，导管相关的血液感染和非感染性并发症的发生率高。赵桂彬等[25]在对60 例食管癌患者早期肠内营养与肠外营养的对比研究中发现，术后第 3 天和第 7 天，肠内营养组患者的 $CD3^+$、$CD4^+$、$CD4^+/CD8^+$ 均明显高于肠外营养组，$CD8^+$ 细胞水平显著下降。这些均证明了肠内营养在维持机体细胞免疫功能的稳定，促进恢复方面优于肠外营养。多项研究表明，肠外营养可增加手术及创伤后感染并发症的发生率，而肠内营养则可减少这类并发症的发生。

六、营养并发症

置管过程中，肠外营养会导致患者出现动静脉、肺与胸膜、胸导管、神经以及纵隔的损伤，还会引起栓塞、心律失常和心脏压塞等心脏并发症（导管插入过深引起）。根据肠内营养不同的置管方式，患者也可能会出现食管破裂、气管食管瘘、消化道出血、腹腔内漏和小肠梗阻等并发症。在导管留置期间，肠外营养的并发症主要是中心静脉导管感染、周围静脉置管感染和血栓性周围静脉炎。导管感染包括导管入口感染、输注路径感染和导管败血症。其中，导管败血症的发生率据文献报道为 1％～30％[9]不等，但却是威胁生命的严重并发症。肠内营养导管留置期间的并发症则有局部感染、置管周围渗漏、胃结肠瘘、腹膜炎和败血症等。

此外，两种营养方式均会引起代谢性并发症，如糖代谢异常，水、电解质、维生素及微量元素失衡和再喂养综合征等。但在肠外营养时，更容易发生蛋白质（氨基酸）和脂肪代谢异常，并出现肝脏胆管系统的损害，表现为肝功能异常与胆管功能异常。这与长期肠外营养缺乏上消化系统的刺激从而影响肝脏与胆囊胆汁的正常排泄，导致胆汁淤积、胆泥形成有关。肝脏中脂肪酸氧化减少也可导致肝脂肪变性[26]、肠黏膜变薄。肠细菌易位至肝胆系统也是原因之一,长期影响会导致肝硬化、肝衰竭。肠内营养时,也有出现肝功能异常的可能,表现为转氨酶升高。但这种转氨酶升高呈非特异性,一旦停用肠内营养,多能很快恢复。有专家指出,肠外营养时一旦出现胆汁淤积和肝功能异常,应设法改用肠内营养,肠内营养是预防和治疗肝功能异常的有效措施之一[8]。

在消化道并发症方面,肠内营养患者更容易出现恶心、呕吐、胃肠道不适、腹泻(有时由肠道感染所致)、便秘等情况,甚至会因胃食管反流而导致误吸,造成吸入性肺炎。对于严重的消化道并发症,肠内营养治疗效果不佳时,则可能需要改用肠外营养。

Howard 等[27]在对美国 217 个家庭营养治疗医疗服务中心的 9288 例自1985 年至 1992 年长期施行家庭营养的患者进行分析中发现,接受肠外营养治疗的患者,每年因营养相关并发症需再次住院治疗 1～2 次,其中一半是由败血症所致。而在接受肠内营养治疗的患者中,因为肠内营养相关并发症而再住院的比例是 50%,明显少于接受肠外营养的患者。虽然肠内营养与肠外营养在营养并发症方面各有其特点,但许多临床观察表明,肠外营养并发症的发生率及其严重程度都较肠内营养高。

七、其　他

肠外营养制剂的配制工艺复杂,配置要求特别是无菌要求高,价格昂贵,输注过程需要严密监测。而肠内营养制剂的配制对技术和设备要求不如肠外营养高,且价格较低,使用过程操作及监测相对简单安全,易于管理[8]。但两者又各有其适应证与禁忌证,如肠内营养受肠道功能的限制较多,在有肠梗阻、胆胰分泌障碍、短肠综合征时,应用肠内营养较为困难[9]。而对严重心血管功能紊乱与内环境失衡的患者则不适合应用肠外营养。

总之,肠内营养与肠外营养各有其优缺点,有时能互为补充。Sax 等[28]对 48 只大鼠进行为期 9d 的全肠外营养,随机分为接受总量 0%、6%、12%、25%热量的部分肠内营养组,肠内营养采用等热量、等氮的方式。处死前

24h采用乳果糖填喂。结果显示,部分肠外营养可以改善氮平衡,减少菌群易位,并不会改变全肠外营养相关的大分子,而乳果糖通透性增高。于健春等[29]提出了手术后早期肠内营养序贯疗法,进一步提高了手术后患者早期肠内营养的耐受性。研究也表明[30],肠内、肠外营养联合治疗,既有肠内营养发挥维护肠屏障功能作用,又避免长期喂养不足所带来的营养不良及感染的风险,从而有益于改善营养不良患者的临床结局。为了充分利用两种营养途径的优势,减少相应的并发症,目前临床上趋向于根据患者不同的疾病阶段,不同的病理生理特征,联合应用肠内、肠外营养,特别是两者的序贯营养治疗模式,可能会成为某些疾病支持治疗的优选方法。

(乐涵波,励逑元)

参 考 文 献

[1]陈强谱.临床肠内营养[M].北京:人民卫生出版社,1998.

[2]Muggia-Sullam M,Bower RH,et al. Postoperative enteral versus parenteral nutritional support in gastrointestinal surgery:a matched prospective study[J]. Am J Surg,1985,149:106-112.

[3]Burt ME,Gorschboth CM,Brennan MF,et al. A controlled,prospective,randomized trial evaluating the metabolic effects of enteral and parenteral nutrition in the cancer patient [J]. Cancer,1982,49:1092-1105.

[4]Fletcher JP,Little JM. A comparison of parenteral nutrition and early postoperative enteral feeding on the nitrogen balance after major surgery[J]. Surgery,1986,100:21-24.

[5]Jeevanandam M,Lowry SF,Brennan MF. Protein synthesis efficiency and the route of nutrient administration in man[J]. Clin Nutr,1987,6:233-240.

[6]Moore FA,Moore EE,Jones TN,et al. TEN versus TPN following major abdominal trauma-reduced septic morbidity[J]. J Trauma,1989,29:916-922.

[7]周凯,洪华章,王俊,等.肝移植术后早期肠内肠外营养支持的随机对比研究[J].南昌大学学报:医学版,2011,51:31-36.

[8]蒋朱明,于康,蔡威.临床肠外与肠内营养[M].2版.北京:科学技术文献出版社,2010.

[9]石汉平,余红兰,吴承堂.普通外科营养学[M].北京:人民军医出版社,2012.

[10]潘开云,张文山,戴益智.食管癌术后早期肠内营养与肠外营养的临床对比研究[J].中国肿瘤外科杂志,2013,5:252-253.

[11]蒋朱明,吴蔚然.肠内营养[M].2版.北京:人民卫生出版社,2002.

[12]孟庆山,唐东方,李昌盛,等.食管癌术后早期肠内营养的临床应用[J].中国当代医药,2013,20:34-35.

[13]Qiu JG, Delany HM, Teh EL, et al. Contrasting effects of identical nutrients given parenterally or enterally after 70% hepatectomy: bacterial translocation[J]. Nutrition,1997,13:431-437.

[14]Ganessunker D, Gaskins HR, Zuckermann FA, et al. Total parenteral nutrition alters molecular and cellular indices of intestinal inflammation in neonatal piglets[J]. JPEN, 1999,23:337-344.

[15]Kotani J, Usami M, Nomura H, et al. Enteral nutrition prevents bacterial translocation but does not improve survival during acute pancreatitis[J]. Arch Surg, 1999,134:287-292.

[16]马晓博,赵瑛.肠内肠外营养对大鼠肠道损伤后屏障功能恢复的实验研究[J].中华临床医师杂志(电子版),2012,6:31-34.

[17]Hosseini SN, Mousavinasab SN, Rahmanpour H, et al. Comparing early oral feeding with traditional oral feeding in upper gastrointestinal surgery[J]. Turk J Gastroenterol,2010,21:119-124.

[18]彭建平,陶桂群,谢旺忠.肠内肠外营养支持对胃癌患者术后营养的影响比较[J].中外医学研究,2014,12:52-53.

[19]陈桂明,徐达夫,尤振兵,等.早期肠内营养对食管癌患者术后近期生活质量和临床结局的影响[J].中华临床营养杂志,2014,22:115-117.

[20]Hagiwara S，Iwasaka H，Shingu C，et al. Effect of enteral versus par-enteral nutrition on inflammation and cardiac function in a rat model of endotoxin-induced sepsis[J]. Shock，2008，30：280-284.

[21]Takagi K，Yamamori H，Toyoda Y，et al. Modulating effects of the feeding route on stress response and endotoxin translocation in severely stressed patients receiving thoracic esophagectomy[J]. Nutri-tion，2000，16：355-360.

[22]Braunschweig CL，Levy P，Sheean PM，et al. Enteral compared with parenteral nutrition：a meta-analysis[J]. Am J Clin Nutr，2001，74：534-542.

[23]Takero M，Kiyoko E. Enteral versus parenteral nutrition after Gastro-intestinal Surgery：a systematic review and meta-analysis of random-ized controlled trials in the english literature[J]. Gastrointest Surg，2008，12：739-755.

[24]Peter JV，Moran JL，Phillips-Hughes J. A meta analysis of treatment outcomes of early enteral versus early parenteral nutrition in hospitalized patients[J]. Crit Care Med，2005，33：213-220.

[25]赵桂彬，曹守强，张凯，等.早期肠内营养对食管癌患者术后免疫功能和临床结局的影响[J].中华胃肠外科杂志，2014，17：356-360.

[26]蔡威.临床营养学[M].上海：复旦大学出版社，2012.

[27]Howard L，Ament M，Fleming C，et al. Current use and clinical out-come of home parenteral and enteral nutrition therapies in the United States[J]. Gastroenterology，1995，109：355-365.

[28]Sax HC，Illig KA，Ryan CK，et al. Low-dose enteral feeding in beneficial during total parenteral nutrition[J]. Am J Surg，1996，171：587-590.

[29]于健春."序贯疗法"优化手术后早期肠内营养[J].中华临床营养杂志，2011，19：140-143.

[30]韦军民.老年住院患者的循证营养治疗[J].临床外科杂志，2012，20：845-847.

第四章

食管癌术前营养治疗

第一节　食管癌术前营养治疗的概念及意义

一、概　念

食管癌术前营养治疗是指对食管癌手术患者，术前完成营养评估后，根据其营养需要予以肠内或肠外营养治疗[1]。食管是进食获取营养的主要通道，因肿瘤本身的影响，食管癌患者往往伴随营养不足和营养风险。尽管近些年来，通过手术、麻醉等技术的改进和提高，围手术期患者的死亡率明显降低，但手术并发症的发生率仍接近 60％。并发症的发生不仅加重患者住院负担、延长住院时间，而且还严重影响患者的生活质量，进一步降低患者远期生存质量。而营养不良是影响手术并发症的独立预测因子和长期生存的主要因素。因此，营养治疗对于食管癌手术患者尤为重要。

二、食管癌与营养不良

40％～80％的恶性肿瘤患者存在营养不良，尤以上消化系统肿瘤、肺癌、头颈部肿瘤患者为常见。而食管癌由于解剖部位的特殊性和肿瘤本身的影响,患者发生体重下降和恶病质的风险较高[2-3]。在一项对 5044 例食管癌患者的评估中,57%的患者在确诊时有严重的体重丢失[4-6]。

食管癌易造成患者术前营养不良的原因主要包括以下两方面:①食管癌易造成患者不同程度的吞咽困难,从而导致营养摄入减少、体重下降;②肿瘤产生的多种活性肽或糖蛋白刺激和诱导宿主免疫细胞产生各类细胞因子,介导代谢异常。最具代表性的是肿瘤坏死因子(TNF),可刺激骨骼肌蛋白质分解和脂肪动用;其他有关的细胞因子还包括白细胞介素(IL-1、IL-6)和 γ-干扰素,属多效性因子[2-4]。上述细胞因子的效应具体表现为肿瘤性厌食、荷瘤体的静息能量消耗(resting energy expenditure,REE)改变和糖、脂肪、蛋白质三大营养素的代谢异常[4-5]。

三、食管癌术前营养治疗的意义

食管癌起病隐匿,大多数患者因长期存在进食梗阻症状而就诊,因此大多数患者都存在不同程度的营养不良,而营养不良增加了术后并发症的发生,如吻合口相关并发症、纵隔及肺部感染。术前营养治疗的理想目的在于将术前存在营养风险的食管癌患者的营养状态调整至较佳状态,纠正营养不良及保持水、电解质平衡,从而减少手术并发症的发生,降低围术期的死亡率,提高患者生活质量。因此,鉴于食管癌本身疾病的特点,以及食管癌患者术前营养风险相对普遍性,应该对食管癌患者较早实施营养干预。

(沈韦羽,柳　凯,王志田)

参 考 文 献

[1]石汉平,凌文华,李薇.肿瘤营养学[M].北京:人民卫生出版社,2011.
[2]中华医学会肠内肠外营养学分会.肠外肠内营养学临床指南系列——住院患者肠外营养支持的适应证(草案)[J].中华医学杂志,2006,86(5):295-299.

［3］姚应水. 临床营养学［M］. 北京：人民军医出版社，2011.

［4］McCulloch P，Ward J，Tekkis PP，et al. Mortality and morbidity in gastro-oesophageal cancer surgery：initial results of ASCOT multicentre prospective cohort study［J］. BMJ，2003,327(7425)：1192-1197.

［5］Lagarde SM，Reitsma JB，Maris AK，et al. Preoperative prediction of the occurrence and severity of complications after esophagectomy for cancer with use of a nomogram［J］. Ann Thorac Surg，2008,85(6)：1938-1945.

［6］Derogar M，Orsini N，Sadr-Azodi O，et al. Influence of major post-operative complications on health-related quality of life among long-term survivors of esophageal cancer surgery［J］. J Clin Oncol，2012,30(14)：1615-1619.

第二节　食管癌术前营养治疗原则

目前,大量前瞻性随机对照研究和 META 分析表明,对无营养不良或营养状态接近正常的择期或限期手术患者,短期营养治疗是无益的[1-3],对术后并发症的发生率、死亡率、住院时间没有影响。相反,对这类患者,进行肠外营养治疗,可能导致其感染和代谢相关并发症的发生率增高,并增加不必要的住院费用,增加患者经济负担[4-5]。因此食管癌患者术前营养治疗需要严格把握适应证。术前对食管患者进行营养筛查和营养评估,并制订个体化的营养治疗方案,是患者能否从营养治疗中获益的关键。

一、常用营养筛查及评估方法和指标

详见本书第一章第二节。

二、食管癌术前营养治疗的适应证

根据 ESPEN 指南及 2011 年中国抗癌协会临床肿瘤协作中心(the Chinese Society of Clinical Oncology,CSCO)恶性肿瘤患者营养治疗专家共识,目前食管癌术前营养治疗的适应证包括:①在近 3 个月内体重下降大于10%;②BMI<18.5kg/m²;③NRS 评分>3 分;④在没有肝肾功能不全的证据下,血清白蛋白<30g/L。

(王志田,周振宇)

参 考 文 献

[1]Derogar M,Orsini N,Sadr-Azodi O,et al. Influence of major postoperative complications on health-related quality of life among long-term survivors of esophageal cancer surgery[J]. J Clin Oncol,2012,30(14):1615-1619.

［2］Dimick JB，Weeks WB，Karia RJ，et al. Who pays for poor surgical quality? Building a business case for quality improvement［J］. J Am Coll Surg,2006,202(6):933-937.

［3］Khan NA，Quan H，Bugar JM，et al. Association of postoperative complications with hospital costs and length of stay in a tertiary care center［J］. J Gen Intern Med,2006,21(2):177-180.

［4］Kondrup J，Allison SP，Elia M，et al. ESPEN guidelines for nutrition screening 2002［J］. Clin Nutr, 2003,22(4): 415-421.

［5］Vonlanthen R，Slankamenac K，Breitenstein S，et al. The impact of complications on costs of major surgical procedures：a cost analysis of 1200 patients［J］. Ann Surg,2011,254(6):907-913.

第三节　食管癌术前营养治疗方法

一、术前营养治疗常用方法

营养支持的常用方式包括肠外营养(PN)、肠内营养(EN)以及肠外肠内联合营养(PN＋EN)三种。

肠内营养更符合人体生理过程,有利于维持肠道黏膜细胞的结构与功能完整性,防止肠道细菌易位等并发症。此外,肠内营养还具有经济方便的特点。因此,在营养方式的选择上,一般首先考虑肠内营养。肠内营养又以口服营养素为首选。只有在患者无法进食或进食量无法满足营养需要 5～10d 以上时,方考虑通过鼻胃管、鼻肠管或经皮的胃肠造瘘口途径给予肠内营养制剂。

当患者需要营养治疗,而肠内营养又因禁食、吞咽功能障碍或胃肠道功能不允许等不能补充,或者补充的肠内营养不足(＜60％需要量)时,肠外营养则是最佳的选择。肠外营养可采用中心静脉置管、外周静脉置管或者经外周静脉中心静脉置管。值得注意的是,肠外营养技术和管理要求高,须在严格的无菌条件下进行,且肠外营养费用昂贵,并发症多且处理较困难。因此,当有条件行肠内营养时,应及时进行调整。

目前多项研究表明,对于存在中、重度营养风险或营养不良的患者,一般要求在术前 7～10d 内给予肠内、肠外联合营养治疗,联合营养治疗有助于降低并发症的发生率;但对于无营养风险或仅存在轻微营养不良的患者,联合营养治疗没有益处,且不排除有增加并发症发生率的可能[1-5]。配方上,多数患者无需特殊营养素配方;对于部分患者,视临床综合情况可选用免疫增强配方;而对于严重感染未控制的患者,则不推荐使用免疫增强配方。

二、术前营养治疗的能量计算方式及注意事项

能量需求可根据患者的基础能量消耗(BEE)、活动系数、体温系数和应

激系数来确定[5-10]，即：

　　能量需求量＝BEE×活动系数×体温系数×应激系数

　　其中，BEE算法沿用Harris-Benedict公式：

　　BEE(男性)＝66.4730＋13.751W＋5.0033H－6.7550A

　　BEE(女性)＝655.0955＋9.563W＋1.8496H－4.6756A

　　式中：W代表体重(kg)，H代表身高(cm)，A代表年龄(岁)。

　　活动系数：卧床1.2，轻度活动1.3，中度活动1.5，恢复期1.75以上。

　　体温系数：38℃取1.1，39℃取1.2，40℃取1.3，41℃取1.4。

　　应激系数：无并发症1.0，术后1.1，肿瘤1.1，骨折1.2，脓毒血症1.3，腹膜炎1.4，多发性创伤1.5～1.6，烧伤1.7～2.0。

　　生理情况下，机体能量的15%来源于蛋白质，75%来源于糖和脂。日常蛋白质需要量为0.8～1.0g/(kg·d)，而在应激及创伤时，蛋白质需要量则增加至1.2～1.5g/(kg·d)[5,10]。另外，充足的热量是保证蛋白质正常合成及防止蛋白质过度分解的重要条件。此外，白蛋白不能准确反映蛋白质摄入量的变化，因而不适合用来指导蛋白质的摄入。但如果在积极的营养治疗期间，患者血浆蛋白水平仍持续下降，则应当重新评估患者的蛋白质平衡，以尽力确保正氮平衡。

　　随着代谢研究的深入和临床经验的积累，围手术期营养治疗的目的不再是单纯地维持手术患者的氮平衡，保持患者的瘦体组织，而是为了维护脏器、组织和免疫功能，促进脏器、组织的修复，加速患者的康复[11-13]。营养治疗目的的变化使得围手术期营养治疗的必要性增加，更提高了营养治疗的难度[14]。

　　供应量过高可能因过度喂养(overfeeding)导致脏器负担过重。现有关于患者能量代谢的相关文献显示，择期手术患者能量代谢不存在显著的增加，败血症患者能量代谢仅轻度增高，只有严重创伤或危重败血症患者在一段时期内能量代谢增高20%～40%[10-11,15]。早期"静脉高营养"(3500～5000kcal/d)造成了一系列代谢性、感染性的严重并发症。大量临床研究及资料表明，对患者提供100%的预测能量需要，可刺激炎症反应、细胞因子的释放及氧化损害，因此，允许性低喂养(permissive underfeeding)概念被引入以期望降低危重患者的死亡率。

目前对于肥胖患者,低热量、高蛋白营养方案被认为可以减轻体重并加强血糖控制。而此方案在非肥胖人群中的应用尚存在争议。几项小样本研究表明,对非肥胖患者提供＞70％或＜30％的目标热量都可能带来不良的临床结果[11-13]。

对于围手术期患者,欧洲肠外肠内营养学会(ESPEN)指南推荐提供25kcal/kg(标准体重)热量作为其日常能量消耗所需。其中蛋白质提供为1.5g/kg(标准体重)或总能量摄入的20％[16]。在某些应激状态下,能量摄入可提高至30kcal/kg(标准体重),临床证据等级均为B。

虽然关于营养治疗的最佳补充能量还存在争议,但在临床实践中,确实需要注意尽可能避免过度喂养对患者造成的损害。

另外,对于极度消瘦或恶病质的患者,在进行营养治疗时应注意其体重及生命体征,防止因高营养治疗而导致的高代谢性并发症。糖类及蛋白质补充应循序渐进,避免再喂养综合征的出现。

三、小 结

目前临床实践中,多数学者支持对食管癌患者术前进行营养筛查及评价。对于体重丢失较多(大于20％为严重营养不良,10％～19％为中度营养不良)的患者进行营养治疗,推荐意见的临床证据等级分别为A、B。对于进食困难、梗阻严重的患者,术前可以考虑肠外营养。一般支持治疗为5～7d。预计营养治疗时间较长时,可考虑通过管饲肠内营养。营养治疗与手术时机尚需结合患者的个体情况(即患者衰竭速度与手术风险的平衡)决定。

四、展 望

营养治疗在外科及肿瘤学中的重要性已经越来越得到专家学者的广泛重视。虽然经过大量研究,医护人员得到许多珍贵的营养相关临床资料,但围术期营养治疗仍存在许多争议。尤其在食管外科术前应用中还有很多悬而未决的问题。例如:术前营养治疗的效果评价尚缺乏统一的客观指标,目前主要依赖医生的主观判断与经验;对于营养治疗的术前持续时间、个体化的能量补充方案亦是如此。临床需要一些设计较良好、样本量相对较大的前瞻性研究来填补这方面的数据,以进一步指导相关临床实践。

(王志田,郑国平,周振宇)

参 考 文 献

[1]Schweqler I, von Holzen A，Gutzwiller JP，et al. Nutritional risk is a clinical predictor of post-operative mortality and morbidity in surgery for colorectal cancer[J]. Br J Surg,2010,97(1)：92-97.

[2]陶开义,江洪,毛伟敏,等.手术治疗高龄食管癌患者预后相关因素分析[J].中华肿瘤防治杂志,2011,18(21)：1703-1707.

[3]Daly JM, Fry WA, Little AG，et al. Esophageal cancer：results of an American College of Surgeons patient care evaluation study[J]. J Am Coll Surg，2000，190(5)：562-572.

[4]Lagergren P. Malnutrition after oesophageal cancer surgery in Sweden[J]. Br J Surg, 2007, 94：1496-500.

[5]中华医学会.临床诊疗指南:肠外肠内营养学分册(2008版)[M].北京：人民卫生出版社,2009.

[6]Kondrup J, Allison SP, Elia M，et a1. ESPEN guidelines for nutrition screening 2002[J]. Clin Nutr，2003,22(4)：415-421.

[7]石汉平,凌文华,李薇.肿瘤营养学[M].北京：人民卫生出版社,2011.

[8]中华医学会肠内肠外营养学分会.肠外肠内营养学临床指南系列——住院患者肠外营养支持的适应证(草案)[J].中华医学杂志,2006,86(5)：295-299.

[9]姚应水.临床营养学[M].北京:人民军医出版社,2011.

[10]Douglas CH,Jamy DA.临床营养手册[M].解建,主译.4版.济南:山东科学技术出版社,2010.

[11]Bozetti F, Gavazzi C, Miceli R，et al. Perioperative total paren-teral nutrition in malnourished，gastrointestinal cancer patients：a random-

ized，clinical trial[J]．JPEN，2002，24(1)：7-14．

[12]Heyland DK，Montalvo M，Macdonald S，et al．Total parenteral nutrition in the surgical patient：a metal-analysis[J]．Can J Surg，2001，44(2)：102-111．

[13]Koretz RL，Lipman TO，Klein S．AGA technical review on parenteral nutrition[J]．Gastroenterology，2001，121(4)：970-1001．

[14]于康．临床营养治疗学[M]．2版．北京：中国协和医科大学出版社，2008．

[15]Klein S，Kinney J，Jeejeebhoy K，et al．Nutrition support in clinical practice：review of publish data and recommendations for future research direction[J]．JPEN，1997，21(3)：133-156．

[16]Bozzetti F，Arends J，Lundholm K，et al．ESPEN guidelines on parenteral nutrition：non-surgical oncology[J]．Clin Nutr，2009，28(4)：445-454．

第五章

食管癌围手术期营养治疗

第一节　食管癌围手术期营养治疗的意义

食管癌患者普遍存在营养不良。食管癌患者往往会有进食梗阻,故无法摄入足量的营养素而营养不良。有些患者即使在摄入并未减少的情况下也会出现营养不良,甚至发生恶病质[1],这与肿瘤患者的静息能量消耗(REE)增加有关。在恶性肿瘤患者中,41%的患者 REE 正常,33%的患者 REE 减少,26%的患者 REE 增加。研究表明,癌症患者 REE 的增加与病程进展呈平行关系,且与肿瘤的组织类型、分化程度及进展情况有关。有些研究对食管癌患者前臂组织葡萄糖转换率进行检测,发现葡萄糖生成、消耗均增加,乳酸释放也明显增加。此外,肿瘤患者脂代谢也明显异常,脂肪消耗是恶病质的特征,也可出现在肿瘤进展早期[2-3]。

手术创伤后的一系列代谢、病理生理反应和手术带来的应激反应也会加重患者的营养不良。食管癌术后的患者应激反应一般较重,应激程度约为腹部中等度手术(如胃癌手术)的两倍,具体表现为术后分解代谢增加和能量消耗大大增加。食管癌术后高分解代谢要持续两周左右,在有效的营养支持下也需要两周左右才能达到正氮平衡。

所以,食管癌患者在围手术期乃至术后相当长的时间内都存在着营养不良的问题。营养不良会继续加重食管癌对机体的损害,相互促进,最终形成恶性循环。食管癌患者围手术期营养不良将带来多方面的负面影响:①增加手术的风险,包括低蛋白血症造成的患者在术中或术后对失血耐受能力的降低,影响术后伤口愈合,增加发生吻合口瘘的概率;②免疫功能受损,导致感染发生率升高;③因食管癌手术时间长,创伤大,对心肺功能影响明显,机体应激反应强烈,由此引起的高分解代谢加重了营养不良和急性炎症反应,因而增加并发症的发生率和患者死亡率;④部分患者(如体格较差者、老年人、食管癌晚期患者)营养储备欠佳,合并症多,恶病质明显,抗风险能力低。

因此,在食管癌治疗过程中,营养治疗是不可或缺的,是综合治疗中的重要组成部分,也是预防术后并发症和保证手术治疗成功的重要因素之一[4-5]。营养治疗能够提高食管癌患者手术耐受力,降低术后并发症的发生率,促进机体尽早恢复,因此有极其重要的意义[6]。通过营养治疗能够改善患者的生理功能,提高生活质量,恢复患者战胜疾病的信心[7]。营养状态的好转对患者手术治疗、化疗和放疗耐受性的增强有极为重要的影响,同时也提高了患者的治疗依从性,有利于下一步治疗措施的实施[8-9]。有效的抗肿瘤治疗总会伴随晚期肿瘤相关症状的好转,并带来营养状态和生活质量的改善。良好的营养状态和生活质量又是抗肿瘤治疗顺利进行的前提条件。由于抗肿瘤治疗与营养治疗在食管癌治疗中起到相辅相成的作用,因此,对食管癌患者的营养失调应当特别关注。

(杨运海,袁　平)

参 考 文 献

[1]Dempsey DT, Crosby LO, Pertschuk MJ, et al. Weight gain and nutritional efficacy in anorexia nervosa[J]. Am J Clin Nutr,1984,39(2): 236-242.

［2］Dempsey DT，Feurer ID，Knox LS，et al. Energy expenditure in malnourished gastrointestinal cancer patients［J］. Cancer,1984,53(6):1265-1273.

［3］Knox LS，Crosby LO，Feurer ID，et al. Energy expenditure in malnourished cancer patients［J］. Ann Surg，1983,197(2):152-162.

［4］Detsky AS，McLaughlin JR，Baker JP，et al. What is subjective global assessment of nutritional status? ［J］. JPEN,1987,11(1):8-13.

［5］Guigoz Y，Vellas BJ. Malnutrition in the elderly：the mini nutritional assessment (MNA)［J］. Ther Umsch, 1997,54(6):345-350.

［6］Stratton RJ，King CL，Stroud MA，et al. 'Malnutrition Universal Screening Tool' predicts mortality and length of hospital stay in acutely ill elderly［J］. Br J Nutr, 2006,95(2):325-330.

［7］Naber TH，de Bree A，Schermer TR，et al. Specificity of indexes of malnutrition when applied to apparently healthy people：the effect of age［J］. Am J Clin Nutr, 1997,65(6):1721-1725.

［8］Kondrup J，Rasmussen HH，Hamberg O，et al. Nutritional risk screening (NRS 2002)：a new method based on an analysis of controlled clinical trials［J］. Clin Nutr, 2003,22(3):321-336.

［9］Tashiro T，Yamamori H，Takagi K，et al. Effect of severity of stress on whole-body protein kinetics in surgical patients receiving parenteral nutrition［J］. Nutrition,1996,12(11/12):763-765.

第二节　食管癌围手术期营养治疗原则

一、正确的营养评估

选择正确的营养状况评估方法,不仅能确定患者是否存在营养不良,而且能够评价营养治疗的效果(评估方法见本书第一章)。

二、个体化的围手术期营养治疗

术后应给予"高营养"支持,具体要按基础代谢的 1.5～2 倍能量给予,以补充高分解代谢的营养消耗,维持机体的氮平衡。随着对围手术期营养治疗的进一步了解,营养治疗的目的已不单单是维持机体的氮平衡,缺多少就补多少,而是进一步维持机体细胞的正常代谢。过度的营养给予往往会加重机体的代谢负荷,增加代谢并发症的发生率,不利于机体的恢复。有研究表明,若所给总能量超过实测静息能量消耗(REE)的 1.5 倍,即有过度营养的可能,在此状态下不仅不能进一步改善营养状态,反而会给机体带来危害。因此,在术后的应激期,营养给予一般以 20～30kcal/(kg·d)为宜。食管癌的围手术期营养治疗还需要根据患者的基础疾病,如糖尿病、肾功能不全、感染程度采取个体化的营养方案。

三、肠内营养优先的原则

早期肠内营养治疗也是快速康复外科的一部分,早期营养治疗有利于提高免疫力,减少并发症。而对于食管癌患者,术后早期营养治疗采用肠内营养治疗,这有其独特的优势,因为术中很容易建立肠内营养通路[1]。研究表明,小肠蠕动、消化及吸收功能在手术后几小时就已恢复,胃及大肠的功能于术后数天内也逐渐恢复正常,这就给术中留置营养管及术后早期肠内营养的实施提供了理论依据[2]。肠内营养具备以下优点:①可维持肠正常代谢及屏障功能,防止肠道细菌易位所致的肠源性感染。②更高效地促进蛋白质合成以满足术后机体高代谢状态,对重要脏器生理功能起到良好的支持作用;也避免了大量快速静脉营养补给可能导致的心力衰竭,有利于保护老年患者的心肺功能。③具备高效性、患者易耐受及安全性等优势,在术后严重并发症发生时能够长期、安全有效地供给患者足够的能量。

四、肠内、肠外营养的联合应用

食管癌术后需禁食约1周,在肠内营养广泛应用之前,患者术后的营养需求很难达到,需要配合肠外营养的使用。肠内营养往往是从小剂量逐渐增加的,所以在起始阶段,患者的能量摄入往往不足。由于患者术后早期能接受的起始能量较少,几乎所有的患者均需要联合使用肠外营养。当肠内营养患者出现恶心、呕吐、腹泻、腹胀等消化道不耐受症状时,不得不减慢肠内营养滴入的速度或暂停肠内营养,此时仍需要联合使用肠外营养,才能保证足够的能量供应。

五、肠内营养的途径选择

肠内营养途径根据胃肠道的连续性、功能完整性、营养实施预计时间等进行选择。选择鼻胃管、鼻肠管作为肠内营养途径,有反流、误吸、增加肺部感染的危险,长期放置还可能导致鼻咽部溃疡、声嘶以及声带麻痹等并发症。胃造瘘、空肠造瘘置管虽为有创性介入治疗,但可避免反流及误吸,且经济安全,耐受性较好,为目前应用较多的一种,一般以空肠造瘘多见。对于营养评估结果提示为中、重度营养不良,且术后需要进行放化疗的患者,一般建议行空肠造瘘,可以进行长期营养治疗,提高患者对放化疗的耐受性。

肠内营养应从低浓度、低容量开始,滴注速率与总用量应逐日增加,不足的热量与氮量由静脉补充。起始容量为500mL/d,维持容量为2000～2500mL/d,最大容量为3000mL/d。

对于术中未置入营养管,术后出现吻合口瘘、重症感染等需要长期营养治疗的患者,建议通过胃镜置入空肠营养管。保证引流通畅的同时,尽早开通肠内营养是患者能够顺利康复的重要条件之一[3-4]。

六、序贯肠内营养治疗

肠内营养治疗需要有一个由短肽型制剂向整蛋白制剂过渡的过程。术后早期,患者肠道功能尚未完全恢复,可以先选用无须消化即可直接吸收、成分明确、无残渣的短肽型肠内营养制剂,但其缺点是输注速度过快易导致腹泻,刺激肠功能代偿的作用较弱。

(杨运海,袁　平)

参 考 文 献

[1]Page CP, Ryan JJ, Haff RC. Continual catheter administration of an elemental diet[J]. Surg Gynecol Obstet, 1976,142(2):184-188.

[2]Baskin WN. Advances in enteral nutrition techniques[J]. Am J Gastroenterol, 1992,87(11):1547-1553.

[3]Osland E, Yunus RM, Khan S, et al. Early versus traditional postoperative feeding in patients undergoing resectional gastrointestinal surgery: a meta-analysis[J]. JPEN, 2011,35(4):473-487.

[4]Corish C, Flood P, Reynolds JV, et al. Nutritional characteristics of Irish patients undergoing resection of major carcinoma [J]. Proc Nutr Soc, 1998,57:145A.

第三节 食管癌围手术期营养治疗方法

一、无肠内营养管的营养治疗方法

术后第一天开始通过深静脉置入进行肠外营养,肠外营养每日推荐量见表5-1,肠外营养配方见表5-2。术后5～7d如果生命体征稳定,开始流质饮食,1～2周的时间逐渐恢复到正常饮食。口服摄入能量满足人体需要后可停止肠外营养。

表5-1 肠外营养每日推荐量

组 分	推荐量
能量	20～30kcal/(kg·d)[每1kcal/(kg·d)给水1.0～1.5mL]
葡萄糖	2～4g/(kg·d)
氮量	0.10～0.25g/(kg·d)
脂肪	1.0～1.5g/(kg·d)
氨基酸	0.6～1.5g/(kg·d)

表5-2 全静脉营养配方表(单中心经验)

成 分	剂 量
10%葡萄糖	1000mL
50%葡萄糖	100mL
20%中长链脂肪乳	250mL
8.50%复方氨基酸	500mL
氯化钾针	30mL
脂溶性/水溶性维生素针(一盒装)	一盒
多种微量元素注射液(Ⅱ)	10mL
10%葡萄糖酸钙注射液	5mL
10%氯化钠钾	30mL
胰岛素注射液	26U

二、营养治疗阶段

对于术中置入营养管的患者,食管癌术后的营养治疗分为三个阶段:

肠外营养阶段、肠外和肠内营养联合应用阶段，以及全肠内营养阶段。

肠外营养阶段：术后第一天（24h内）常规经深静脉给予葡萄糖、复方氨基酸、中长链脂肪乳、胰岛素、复合维生素及电解质。具体配方见表5-2。同时利用肠内营养泵通过营养管泵入500mL 5％的糖盐水。观察有无腹胀、腹痛等不适。

肠外和肠内营养联合应用阶段：术后第二、第三天，肠外营养方案同第一天，肠内营养改为短肽型肠营养剂量制剂500mL。第三天肠内营养剂量为1000mL。

肠内营养阶段：术后第四天开始改为全肠内营养1500～2000mL，其中1000mL营养制剂都为整蛋白型肠内营养制剂，并逐渐过渡到全整蛋白型肠内营养制剂[1-3]。

（杨运海，袁 平）

参 考 文 献

[1]Bozzetti F，Cozzaglio L，Gavazzi C，et al. Nutritional support in patients with cancer of the esophagus：impact on nutritional status, patient compliance to therapy, and survival［J］. Tumori，1998，84（6）：681-686.

[2]Ravera E，Bozzetti F，Ammatuna M，et al. Impact of hospitalization on the nutritional status of cancer patients［J］. Tumori，1987，73（4）：375-380.

[3]American Society for Parenteral and Enteral Nutrition. Standards for home nutrition support［J］. Nutr Clin Pract，1992，7（2）：65-69.

第六章

肠内营养治疗途径的建立

第一节　肠内营养治疗置管
方法及营养管选择

肠内营养治疗的途径有多种。虽然经口进食最简便,也是最符合人体正常生理过程的营养途径,但在临床实践中,食管癌患者往往因自身疾病的限制而无法进行,例如吞咽困难、术后禁食、吻合口瘘等手术并发症等。因此,对于这些因各种原因导致无法或禁忌经口进食的食管癌患者,需要采用人工置管建立管饲途径实施肠内营养治疗。

临床上,根据置入导管管端的位置,可分为胃内置管(幽门前置管)和肠内置管(幽门后置管)两大类,后者还可分为十二指肠内置管和空肠内置管[1]。另外,根据是否为有创操作,又分为无创置管方式和有创置管方式。本节结合食管癌患者的特性,介绍肠内营养治疗各种置管方法及营养管的选择,为临床应用提供参考。

一、胃内置管

胃内置管,即置管于胃内,建立管饲途径以便经胃行肠内营养治疗。

临床上,胃内置管根据置管的技术方法大体可分为留置鼻胃管法(徒手、内镜或 X 线辅助下)以及胃造瘘术(经皮内镜下、经皮 X 线引导下及手术)。对于食管癌患者来说,经胃内置管进行营养治疗主要适用于以下情况:①食管癌术前患者因经口进食不足、肿瘤消耗等营养不良,可留置胃管进行营养治疗;②中晚期食管癌患者需行新辅助或者姑息性放化疗时,可胃内置管进行营养治疗以减少放化疗的不良反应,提高疗效;③晚期食管癌患者因食管严重狭窄或者食管穿孔等进食困难或无法经口进食,可胃内置管进行营养治疗;④食管癌术后胃肠功能恢复时,可经鼻胃管结合肠外营养进行营养治疗。但因食管癌术后一般可直接过渡到经口进食且极易导致反流、误吸等,管胃的制作及空肠造瘘常作为食管癌根治术的辅助手术,术后肠内营养可经空肠造瘘管早期给予。食管癌根治术术后患者的胃内置管应用较少。在胃内置管的导管材质选择上,现主要选用材质光滑柔软、无异味、组织相容性大、刺激性小、管道透明的硅胶管。早期使用的橡胶管以及后来的聚氯乙烯管都已被逐渐淘汰;近年来生物相容性好、内置引导钢丝的聚氨酯导管在临床上的应用已日趋广泛。

(一)徒手置鼻胃管

其操作简单易行,是临床上较为常用的肠内营养治疗途径,多适用于胃肠功能正常,但无法经口进食或经口进食不足、需短时间(<4 周)进行肠内营养治疗的患者。徒手法为临床常规操作,操作者凭手法将胃管送入胃内,置管完成后,一般不需行 X 线检查,但需注意胃管异位(气道等)及食管穿孔等罕见并发症的发生。可采用抽吸胃液(必要时 pH 试纸检测)或胃内注气听气过水声法判断是否置管成功。徒手置鼻胃管法具有操作易行、置管成功率高等技术特点,为目前临床上鼻胃管置管的最常用方式,但存在鼻咽部刺激,溃疡形成,胃管易脱出、堵塞,胃潴留,反流、误吸等风险。

(二)经内镜或者 X 线下放置鼻胃管

对于不能吞咽、食管狭窄、食管瘘,气管切开术后、昏迷的患者,单纯徒手法难以确保置管位置正确,则可选择在内镜、X 线辅助下实施置管。从鼻孔插入鼻胃管至咽喉部,进胃镜,用异物钳夹住鼻胃管头端,推送胃镜连带鼻胃管至胃腔;部分可借助经鼻超细内镜进入胃腔内,置入导丝后沿导丝送入鼻胃管[2]。至于 X 线引导下置管法,可在 X 线透视引导下实时监测调整,确认置管位置,同样简便易行。

(三) 经皮内镜下胃造瘘术

1980 年,Gauderer 等首先报道了局部麻醉下经皮内镜下胃造瘘术 (percutaneous endoscopic gastrostomy,PEG)。与鼻胃管相比,PEG 适用于需要长期营养治疗以及留置鼻胃管或鼻肠管时间大于 3 周,不能耐受经鼻置管,而胃排空良好且消化道功能尚未丧失的患者。除了用于肠内营养治疗之外,PEG 还可以作为胃肠减压之用。需要注意的是,安全实施 PEG 的关键是内镜是否能有效控制导管,使得胃壁能够贴近腹壁,同时要避免损伤周围器官。鉴于此,除了极危重状态、胃肠道穿孔、食管严重狭窄不能通过内镜等绝对禁忌证外,PEG 相对禁忌于有胃手术史、腹腔粘连、腹膜炎、大量腹水、胃出口梗阻、凝血功能障碍等[3]。近年来,在腹腔镜引导、观察辅助下,PEG 的适应证得到一定扩展[4]。PEG 是一项微创手术,主要分为 Pull 法及 Introducer 法。临床上一般多采用 Pull 法进行置管,即将胃镜置入胃内并使内镜头端抵住胃前壁,通过胃镜光源在腹壁标记光点,指压腹壁寻找最佳穿刺点,一般将穿刺点定在左肋缘下 4～6cm 处。局部麻醉后经该点刺入穿刺针于胃腔,退出针芯,沿套管针插入导丝至胃腔,在内镜直视下,用套圈器或活检钳抓住导丝,连同内镜一并退出口腔外。将 PEG 管与导线相连,牵拉腹壁穿刺管处的导丝将 PEG 管经口腔送入胃腔并从腹壁穿刺处拉出胃腔,拉紧 PEG 管通过内端固定片使胃壁与腹壁紧贴,再固定造瘘管外端于腹壁外。Introducer 法的关键是穿刺前在预定穿刺部位附近采用胃壁固定器等将胃壁和腹壁同时进行固定,然后用带鞘套的穿刺针进行穿刺,进入胃壁后退出穿刺针芯。经鞘套插入胃造瘘管,向胃造瘘管球囊内注入注射用水后,剥离、拔出外鞘套于腹壁外并回拉造瘘管,在内镜监视下使造瘘管球囊紧贴胃壁后,于腹壁处固定胃造瘘管。肠内营养一般可在术后 3～4h 开始给予。一些研究对 Pull 法及 Introducer 法进行了比较,两者的成功率及操作时间等相似,但 Introducer 法的穿刺点周围的感染率以及患者的疼痛评分都较低[5]。PEG 和传统开腹胃造瘘术相比,具有微创、操作时间短、并发症发生率低、费用效益优等优点;与鼻胃管相比,其可较好地避免普通鼻胃管带来的鼻咽部不适等,降低反流和误吸风险,导管异位、意外拔出率低,并可夜间给予营养治疗,患者接受度高;总体置管成功率接近 100%,为长期需要肠内营养的患者提供了一种简便有效的置管途径,有利于改善营养状态,提高生活质量,但要严格掌握适应证和禁忌证。PEG 并发症的发生率为 8%～30%,其中,短期并发症包括出血,穿孔,切口感染、出血,腹腔脏器损伤等;远期并发症包括导管异位、堵塞、断裂、降解,造瘘旁渗漏,腹膜炎,胃瘫和肠梗阻等[3,6]。

(四)经皮 X 线引导下胃造瘘术

1981 年,Preshaw 等首先报道了经皮 X 线引导下胃造瘘术(percutaneous radiologic gastrostomy,PRG)。该方法是在 X 线透视或计算机断层扫描(computed tomography, CT)引导下进行的胃壁造瘘手术。经皮 X 线引导下胃造瘘术利用经皮穿刺胃造瘘套件在 X 线帮助下完成胃造瘘,适应证和禁忌证与 PEG 相似,而且也适合应用于因食管狭窄不能通过胃镜而导致 PEG 失败的患者。需要注意的是,该方法的独特禁忌证是间位结肠,肝左叶位于胃前壁和腹壁间,门静脉高压和食管胃底静脉曲张的患者[7-8]。PRG 主要有以下特点:属于微创手术,创伤小,并发症少;置管简便,手术时间较短,费用较低廉;但该方法需要医师和患者均在 X 射线下暴露较长时间。

(五)术中胃造瘘置管

手术胃造瘘置管适用于 PEG 不能进行或者作为腹部其他手术的辅助手术,主要包括因食管闭锁、严重狭窄而内镜不能通过,神经肌肉功能紊乱导致的吞咽困难、创伤等。禁忌证相对较少,如严重的胃食管反流,胃壁有广泛病变,幽门及十二指肠排空障碍、梗阻,高位肠瘘,肠梗阻有明显腹水者等。

临床上常用的胃造瘘术式主要有两类,黏膜管式胃造瘘术和浆膜管式胃造瘘术。前者为永久性造瘘,目前已极少应用。后者主要方法有 Stamm 胃造瘘术和 Witzel 胃造瘘术。Stamm 胃造瘘术(荷包式):这是最简单而常用的术式,主要是在胃前壁做一荷包,在中心切开胃壁,向胃腔置入相应大小的蕈状导管,固定导管,将导管尾端经腹壁小切口引出体外,在腹腔内,把造瘘口周围胃壁浆肌层固定于腹壁上,最后将胃造瘘管固定于前腹壁。Witzel 胃造瘘术(隧道式):为一浆膜性胃造瘘术,关键步骤是将胃造瘘管固定于胃壁后,需沿导管做胃壁浆膜肌层缝合使其埋入浆膜形成瘘道,此法可大大降低胃造瘘管周围瘘的发生率。

胃造瘘导管的材质主要包括橡胶、聚乙烯、硅胶、聚氨酯等几种。胃造瘘术中常常采用橡胶管,因其相对毛糙且对机体异物刺激性强,容易被包裹而形成窦道,但橡胶管易老化,临床上需长期留置 1 个月以上时,则采用硅胶管或聚氨酯管较为合适;根据导管留在胃腔内起防脱落的头端形状不同,可分为蕈状管(蘑菇头管)、球囊管、T 管、伞状管及三角形管等[9]。近年来,腹腔镜技术日益普及,胃造瘘术亦可在腹腔镜下完成,此法使手术更为简单,且创伤更小[10-11]。与鼻胃管相比,胃造瘘置管可减少咽部在管道刺激下产生的异物和不适感,降低肺感染等并发症的发生率,提高患者的舒适度。但该置管方式需在全麻下剖腹、剖胃,总体创伤较大,费用较高,一般在其他常规置管方法失败的情况下或者作为腹部手术的辅助手术时方考虑该方法。另外,对于病重、年老体弱等有较高手术风险的患者,也应权衡慎用。

二、肠内置管

肠内置管是将鼻肠管或其他特殊管的管端留置于十二指肠或空肠内,其适应证与胃内置管相似,但更适合于胃功能受损,不适合胃内喂养以及吸入风险增高的患者,如昏迷、胃排空障碍、严重的食管反流、术后早期等患者。此外,胰腺和胆管疾病患者需要降低胆管和胰腺的分泌刺激,也需在十二指肠水平段以下内喂养;为了进一步降低反流、误吸等风险,现临床上多将导管留置于空肠内。需注意的是,幽门后置管(肠内置管)虽可大大降低反流、误吸的发生率,但仍存在一定的风险。

对于食管癌手术患者,在胃肠道允许的情况下,肠内营养尤其是早期肠内营养,是安全、可行、有效的。它可有效地改善机体的营养状况,促进机体恢复,预防术后并发症,又可避免肠外营养的缺点,成为食管外科手术中的首选。鼻肠管因其操作简单,相对无创,可术前或术中留置,是食管癌手术患者进行肠内营养的常用方式。对于大多数术后禁食时间较短的食管癌手术患者,首选鼻肠管,但它易引起鼻咽部不适,患者耐受性差,反流和误吸风险高,影响术后咳嗽排痰,而且留置时间一般不超过 3～4周。对于因治疗并发症等需要长期带管(＞6 周),中段食管癌合并开腹(Ivor-Lewis 术式),术后即需要进行放疗或化疗的患者,因患者耐受性好,可长期留置,并可同时经口进食(食管瘘等除外),建议空肠造瘘。对中晚期食管癌患者,空肠造瘘可用于新辅助或者姑息性放化疗患者的营养治疗,以减少放化疗的不良反应,提高疗效;此外,空肠造瘘还可以用于不能手术及不能耐受放化疗患者的姑息性营养治疗。

现临床上使用的肠内置管多为硅胶及聚氨酯管,尺寸为 3.5～16F,长度根据临床需要不等。导管的类型多样,包括带有导丝、重力头、磁性、放射标记、缝合圈、双腔管等。根据置管方法,可分为徒手盲插置鼻肠管,内镜、X 线引导下肠内置管,术中肠内置管等途径,现介绍如下。

(一)徒手盲插置鼻肠管

床边徒手盲插置管法侵入性相对较小,操作简便且经济。但完成难度较高,成功率低,需要借助其他的手段来判断营养管头端是否达到目标位置;而且对于合并食管静脉曲张、食管出血、肠道吸收障碍、肠梗阻和急腹症等疾病的患者,不宜留置鼻肠管。其主要适用于 ICU 患者,尤其是需要机械通气的患者,因其难以转运至 X 线室、内镜室等。床边盲插置管的最大弱点是置管成功率较低,而且术中可能会造成诸如肠道机械损伤、胃肠道麻痹、肠内胀气、反流、误吸等较多并发症。近些年来,采用螺旋管及重力型等鼻肠管置管,成功率较之前有所提高。

(二)内镜引导下肠内置管

1.内镜引导下置鼻肠管

内镜引导下置鼻肠管包括异物钳置管法和导丝置管法。

(1)异物钳置管法:先经一侧鼻孔插入营养管,然后插入胃镜至胃内,经胃镜活检孔插入异物钳夹住导管远端,带鼻肠管送入小肠内 20～30cm 处,以超过 Treitz 韧带为宜。

(2)导丝置管法:将胃镜经瘘插至十二指肠或经胃肠吻合口插至空肠,经胃镜活检孔插入导丝至十二指肠或空肠,退出胃镜,导丝由口腔转经鼻腔引出,经导丝插入导管至要求位置。回抽液体并测定 pH 值,待确认鼻肠管通畅后固定,同时测量其外露长度并做好标记。该置管法避免了盲插的盲目性,可提高置管速度,并显著提高成功率,但有一定的设备及技术要求。

2. 经皮内镜下胃-空肠造瘘术

经皮内镜下胃-空肠造瘘术(PEG-J)与经皮内镜下胃造瘘术类似,在完成后,通过 PEG 管插入一根空肠营养管(直径 9～12F,约长 60cm),在胃镜的辅助下,逐渐将空肠管送入空肠上段;也可在 X 线辅助下置管。PEG-J 与传统剖腹空肠造瘘术相比,有许多优点:①可在患者床边放置,尤其是可在 ICU 内置管,避免搬运患者。②方法简便,时间短,仅需局部麻醉,费用低廉等。③并发症少,患者耐受好。术后经空肠造瘘管给予肠内营养,经胃造瘘管行减压,经随访观察,患者耐受良好。④留置时间长,方便出院后在家护理。

3. 内镜引导下空肠造瘘

在 PEG 不能顺利建立或不适应时,可考虑以内镜引导下空肠造瘘(percutaneous endoscopic jejunostomy,PEJ)代替 PEG 实施肠内营养供给。基本方法与 PEG 技术相似,不同点是穿刺位置直接在小肠。将内镜插至小肠的一定部位(一般在 Treitz 韧带下 10cm 左右),选择最佳位置,直视下采用里应外合的方法,用特制的器具直接穿刺空肠,置入导管[1]。PEJ 的操作较 PEG 更为复杂,肠腔狭小、可变性大和不固定,肥胖,CT 下腹壁厚度大于 3cm,患者的耐受性,操作者的熟练程度等因素都会影响置管的完成[5],操作难度相对较大,总体成功率为 68%～98%[12],临床应用相对较少。因 PEJ 管常常长于 PEG 管,而且导管尺寸相对较小,堵管风险较高,而且管段反折率较高,约为 33%[12]。

(三)X线引导下肠内置管

1.X线引导下置鼻肠管

X线引导下置鼻肠管克服了盲插置管的盲目性,可大大提高成功率,且避免了在上消化道不全梗阻或其他原因导致内镜不能通过的缺陷,但该方法置管时间长,且医患双方均需接受长时间的X线辐射。

2.X线引导下空肠造瘘

除了X引导下放置鼻肠管,目前国内外已经成功开展X线引导下经皮空肠造瘘术[13]。与PEJ类似,只是导丝在进入空肠时是在X线介导下完成的。

(四)术中肠内置管

1.术中放置鼻肠管

对于接受手术的患者,术中置管法是在肠道手术时将鼻肠管置入肠内的一种方法。术前或术中将鼻肠管置入胃内,待术中吻合完毕后,再将鼻空肠营养管送过十二指肠置入空肠内。

2.术中空肠造瘘置管

1858年,Bush报道了首例旨在营养治疗的空肠造瘘术。空肠造瘘可单独进行,也可作为上消化道手术的辅助手术,目前已广泛应用于需要进行围手术期营养治疗、术后即需要进行放疗或化疗的患者,以及需进行姑息性营养治疗的中晚期肿瘤患者,对有明显胃食管反流、误吸的高危患者以及腹部大手术后、胃切除术后、胃排空不良患者尤为适用。绝对禁忌证是肠梗阻;相对禁忌证包括慢性炎症性肠病(如克罗恩病)、肠壁严重水肿、放射性肠炎、广泛性肠粘连、消化道出血、腹水、凝血功能障碍等。其主要优点有[1]:①较少发生营养液反流而引起的呕吐和误吸;②肠外营养可与胃肠减压同时进行,对胃十二指肠外瘘及胰腺疾病尤为适宜;③喂养管可长期放置;④患者可同时经口进食;⑤管端外露部分在腹部,较为隐蔽,无明显不适,心理负担小,活动方便。可采用切开空肠置入导管(Witzel胃造瘘术为代表)、Roux-Y空肠造瘘的传统方法,也可以采用空肠穿刺造口的方法(最常用,并发症的发生率最低)。根据手术方法可分为开放、腔镜辅助、全腔镜(三孔、二孔)、单操作孔、机器人等[14]。根据患者的个体情况、外科医生的偏好及设备等具体情况,可选择不同的手术方式及造瘘管。但总的来说,手术需要麻醉,创伤相对较大,费用较高,存在并发症甚至死亡的风险。

　　建立和维护好恰当的肠内营养治疗途径是实施安全、有效肠内营养的保证。肠内营养管饲途径的一般选择原则主要有:①满足肠内营养的需要;②放置过程尽量简单、方便、耗时少;③对患者损伤小;④患者的舒适程度及耐受程度高,有利于长期带管。中华医学会肠外肠内营养学分会关于肠内营养途径的临床应用有以下推荐意见[15]:①鼻胃管适用于接受肠内营养时间少于 2～3 周的患者,管饲时头部抬高 30°～45°以减少吸入性肺炎的发生;②对于接受腹部手术且术后需要较长时间肠内营养的患者,建议术中空肠置管;③当施行了胃肠道的吻合术后,通过放置在吻合口远端的空肠营养管进行肠内营养;④对于非腹部手术患者,若需要接受大于 4 周的肠内营养,推荐 PEG。

(沈海波,曾理平)

参 考 文 献

[1]郑春辉,周希环,陈强谱.肠内营养置管途径及选择[J].中华临床医师杂志(电子版),2012,6(1):13-16.

[2]欧希龙,孙为豪,曹大中,等.胃镜辅助放置鼻胃管和空肠营养管[J].世界华人消化杂志,2007,15(6):655-658.

[3]Kurien M,McAlindon ME,Westaby D,et al. Percutaneous endoscopic gastrostomy (PEG) feeding[J]. BMJ, 2010, 340:c2414.

[4]Hermanowicz A,Matuszczak E,Komarowska M,et al. Laparoscopy-assisted percutaneous endoscopic gastrostomy enables enteral nutrition even in patients with distorted anatomy[J]. World J Gastroenterol, 2013,19(43):7696-7700.

[5]Kwon RS，Banerjee S，Desilets D，et al. Enteral nutrition access devices[J]. Gastrointest Endosc，2010,72(2):236-248.

[6]Schrag SP，Sharma R，Jaik NP，et al. Complications related to percutaneous endoscopic gastrostomy (PEG) tubes：a comprehensive clinical review[J]. J Gastrointestin Liver Dis，2007,16(4):407-418.

[7]Fang JC. Percutaneous access for enteral nutrition[J]. Tech Gastrointest Endosc，2007,9(3):176-182.

[8]Given M，Hanson J，Lee M. Interventional radiology techniques for provision of enteral feeding[J]. Cardiovasc Intervent Radiol，2005,28(6):692-703.

[9]沈志宏.胃造瘘管内置空肠营养管组合装置在胃癌术中应用的临床研究[D].北京:中国协和医科大学，2007.

[10]Van Dusen R，Radomski M，Vaziri K，et al. Comparison of complications following laparoscopic versus open gastrostomy[J]. J Am Coll Surg，2013,217(3):S14-S15.

[11]Mizrahi I，Garg M，Divino CM，et al. Comparison of Laparoscopic Versus Open Approach to Gastrostomy Tubes[J]. JSLS，2014,18(1):28-33.

[12]Zopf Y，Rabe C，Bruckmoser T，et al. Percutaneous endoscopic jejunostomy and jejunal extension tube through percutaneous endoscopic gastrostomy：a retrospective analysis of success，complications and outcome[J]. Digestion，2009,79(2):92-97.

[13]Yang Z，Shin J，Song HY，Kwon J，et al. Fluoroscopically guided percutaneous jejunostomy：outcomes in 25 consecutive patients[J]. Clin Radiol，2007,62(1):1061-1065.

[14]Han-Geurts I，Lim A，Stijnen T，et al. Laparoscopic feeding jejunostomy：a systematic review[J]. Surg Endosc，2005,19(7):951-957.

[15]中华医学会.临床诊疗指南:肠外肠内营养学分册(2008版)[M].北京:人民卫生出版社,2009.

第二节 FKJ 操作及注意事项

FKJ,全称细针导管空肠造瘘术(fine-needle catheter jejunostomy)。其操作及注意事项主要有如下几项。

一、适应证及禁忌证

适应证:①手术时已有营养不良的患者;②重大上腹部手术后行早期肠内营养输注的患者;③坏死性胰腺炎患者;④需要剖腹探查多处创伤的患者;⑤准备手术后行放疗或化疗的患者;⑥食管、胃及十二指肠手术后行备用性空肠造口的患者。

禁忌证:凝血功能障碍、伤口愈合障碍、败血症、腹膜炎、免疫抑制、腹水、腹部肿瘤、肠梗阻、急腹症及克罗恩病患者。

二、术前准备

患者多数情况不佳,术前须充分准备。

1.输液,纠正脱水、酸中毒和低白蛋白血症。

2.肌肉注射维生素 B_1、维生素 C 及维生素 K。

3.积极控制感染,合理选用抗生素。

4.有肠梗阻或胃、十二指肠瘘者,术前应放置胃肠减压管。

三、置管步骤

1.体位:患者体位取仰卧位。

2.穿刺口:左上腹壁穿刺点在脐与肋弓中点连线的中外 1/3 处。

3.寻找空肠:助手提起横结肠后,术者自结肠系膜根部向外提起空肠,在距起始部 15～20cm 处选定造瘘部位。

4.放置导管:在选定造瘘处的肠系膜对侧肠壁上,用细线做一荷包缝合,直径约为 1.0～1.5cm。用盐水纱布保护肠管周围,用套管针在荷包缝合处的中央部位将肠壁戳一小孔,吸出肠内容物;随后向肠腔远端置入一条有 2～3 个侧孔的 16 号胶管,尖端到达空肠远端 10～15cm,之后将荷包缝线收紧并结扎。

5.埋藏导管:将导管沿肠管纵轴平置于近端肠壁上,以细线沿导管两旁做浆肌层间断缝合,需要将导管连同荷包缝合口埋于两侧肠壁折叠而成的沟内,埋藏长度为 5cm 左右。

6.固定肠管:将导管穿过大网膜,并将网膜覆盖造瘘处,经左上腹另戳口引出胶管。将造瘘肠管的浆肌层和壁腹膜固定,缝数针;胶管和皮肤固定,缝 3 针。

7.缝合:逐层缝合腹壁切口。

四、术后处理

1.输液,必要时输血。

2.供给足量维生素 B_1、维生素 C 及维生素 K。

3.术后继续胃肠减压 1～2d,如无腹胀即可拔除。

4.控制感染,肌肉注射抗生素。

5.术后 6～10h,即可自导管滴入肠内营养液,开始每小时 50～60mL,之后逐渐增加。

6.待病情好转,不需要继续造瘘时,可将造瘘管拔除,但必须在术后 10d 以上,造瘘口周围已有瘢痕粘连后。导管拔除后,造瘘口可望在数日内自行愈合。

五、FKJ 操作的并发症及处理

空肠造瘘管引起的常见并发症有:导管脱出、异位和堵塞,导管相关感染,导管拔除困难及导管断裂等。在发生并发症后,应首先停止使用空肠造瘘管,改用肠外营养,控制感染;必要时,应行手术,重新置管或取出造瘘管断端等。

（胡　坚,孙奉昊）

第三节　操作演示

一、食管癌经左胸切口的空肠穿刺造瘘术

二、全腹腔镜空肠穿刺造瘘术

三、食管癌开放手术中空肠穿刺造瘘术

四、迷你小切口二次空肠穿刺造瘘术

（叶　芃，袁　平）

第七章

食管癌营养治疗的护理

第一节　肠外营养护理

食管癌患者术前多存在进食困难,具有较高的营养风险,手术创伤大,由于手术麻醉的后续效应及消化道吻合重建,术后禁食时间长。且术后由于发热、应激、体液及消化液的丧失,机体很长一段时间呈负氮平衡状态[1]。因此,营养治疗显得尤为重要。肠外营养(parenteral nutrition, PN)通过中心静脉置管、外周静脉穿刺或置管输注营养制剂,是食管癌患者术后早期常用的营养治疗技术,也是比较复杂的营养治疗方法。施行前及过程中需认真进行每个环节的护理,以确保整个过程的顺利进行。肠外营养护理主要内容如下:

一、护理评估

在肠外营养治疗施行前,需对患者进行充分评估,评估内容包括一般状况、既往史、营养状况、经济状况、心理状况等,从而制订合理的营养治疗方案。

（一）既往健康史

了解患者的年龄、既往病史（尤其是糖尿病等代谢性疾病及胃肠道疾病史）、过敏史、严重感染、重大创伤、既往胸腹部手术史及其他消耗性疾病病史。

（二）营养状况评估

现一般使用 NRS 2002 筛查住院患者的营养风险，充分评估患者的营养状况，制订合理的起始营养治疗方案（详见第一章第二节营养筛查与评估），此外也可以通过辅助检查，如血浆蛋白测定、氮平衡情况、血肌酐、血浆氨基酸谱测定及免疫功能评定等，评估患者的营养状况。

（三）身体状况评估

1. 一般状况

测量患者生命体征，评估是否稳定，有无发热、休克等情况。

2. 胃肠道功能

结合患者的既往病史、手术过程、术后患者主诉及引流量情况评估患者的胃肠道功能，是否存在消化道梗阻、出血等不能经胃肠道营养的病症或因素。

3. 肠外营养输注途径评估

评估周围静脉或中心静脉的情况。包括穿刺部位局部皮肤有无破损、溃疡、感染等，穿刺静脉的显露情况，以及其他可能影响穿刺（置管）的因素。

（四）心理及社会支持情况

了解患者的宗教信仰情况，评估患者及其家属对肠外营养治疗的重要性和必要性的认知程度、接受程度，以及对肠外营养治疗费用的承受能力。

二、心理护理

多数患者及其家属对静脉穿刺、置管及肠外营养治疗存在疑虑甚至恐惧感。操作前,护士应向患者及其家属耐心解释肠外营养的重要性及操作内容,告知其置管的目的、意义、注意事项,操作中可能出现的并发症以及操作安全性,回答患者及其家属提出的有关问题,消除患者的紧张情绪,以取得合作。同时须告知肠外的营养治疗可能产生的并发症及高额费用,以得到患者及其家属的理解和支持。

三、输注途径及营养制剂

肠外营养的输注途径包括外周静脉和中心静脉。其选择需要依据患者的病情、营养治疗持续时间、营养液配方、液体量及医疗条件等确定。一般在短期(<2 周)、部分充分营养、中心静脉置管或护理有困难时,可考虑经周围静脉行肠外营养;而高于 900mOsm/L 和应用时间超过两周的胃肠外营养应通过中心静脉输入,这可以使浓缩的营养素得到快速的稀释,从而减少对血管的刺激和血栓形成的危险[2]。中心静脉置管包括以下 4 种类型:经外周静脉穿刺中心静脉置管术(peripherally inserted central catheter,PICC)、输液港(port-cath)、经皮非隧道式导管及隧道式导管。

现临床上多将肠外营养的营养液配制成全营养混合液(total nutrient admixture,TNA),它含有肠外营养所需的碳水化合物、脂肪、氨基酸、电解质、微量元素、维生素等,按患者的需要量及以一定比例混合置于醋酸乙烯或聚乙烯 3L 袋中[3]。TNA 的使用能够减少护士更换液体的工作量,降低液体污染的可能性[2]。TNA 营养液的配方有较多论著论述,且并非一成不变,需根据患者的实际情况进行调整。营养液的配制多由护士完成或药房药剂师集中配制,需严格遵守无菌原则,应在符合国家规定条件的层流室及空气净化台内操作。配制时需注意污染、微粒和混合次序等问题。配制过程需连续进行,持续晃动以保持成分均匀混合。配制完成后需反复检查核对,确认无误后方能应用于临床。肠外营养液含丰富营养,是细菌的良好培养基,所以应现配现用,暂不使用时应将配制好的液体保存于 4℃的冰箱备用,注意避光(光线会影响多种维生素及氨基酸的稳定性),并在配制后 24～48h 内输注完毕。

四、静脉置管的护理

经中心静脉行肠外营养时,首选锁骨下静脉穿刺法[4],另外还有颈内静脉、颈外静脉及股静脉等。置管前应向患者及其家属解释操作的必要性、操作内容及可能的并发症,消除患者的恐惧心理,取得良好的配合。对置管部位的皮肤应做好备皮、清洁工作。根据穿刺部位不同,患者取合适体位。置管操作过程中,护士须熟悉每一个操作步骤,做到密切配合,严格遵守无菌原则,指导患者配合操作并观察其反应。

(一)积极巡视

患者置管后 24h 内,需积极询问患者是否有胸闷、呼吸困难、肢体活动障碍等主诉,排除发生气胸、血胸、血管神经损伤等置管相关急性并发症的可能。随后的肠外营养期间,护士需要密切观察患者的生命体征,置管后每日为患者测体温 4 次,连续观察 3d,继之常规测体温[5]。若患者出现其他原因无法解释的发热,白细胞升高,或者局部红肿等情况,需考虑导管相关性感染的可能,并观察患者有无水肿、褥疮等,积极与患者及其家属交流,以便及时发现并处理并发症。

(二)切口护理

中心静脉置管应保持良好的固定,记录管道置入时的刻度,每日观察记录。若管道有松动,需辅助妥善固定;若管道已部分滑出,滑出部分不可再次置入。同时向患者及其家属宣教管道的重要性,避免损伤或意外拔出。导管入口每日以 2% 碘酊,75% 乙醇或聚乙烯吡咯烷酮(polyvinyl pyrrolidone,PVP)碘伏进行消毒,并及时更换破损、污染的敷料(若无特殊情况,纱布每隔 2d 更换 1 次,3M 透明敷贴每周更换 1～2 次),并仔细观察有无红肿、渗液、化脓等情况。为降低细菌感染的发生率,置管术后第 1 天一般常规消毒及更换敷料,清除置管操作所致的渗液及残留的血液。有文献报道,高龄、输注脂肪乳、合并糖尿病及高脂血症增加 PICC 置管行肠外营养时静脉炎的发生率[6]。

对于经外周静脉行肠外营养的患者，为预防静脉炎的发生，一般每隔24h更换一次输液部位；如使用留置针，需每隔72h更换一次输注部位[2]。

（三）管道护理

在中心静脉置管行肠外营养时，导管堵塞可由药物沉淀、脂肪沉积或其他机械因素引起。输注过程中需注意观察，保持营养管道平顺，避免扭曲、折叠及受压。输液完毕后要正确封管，以防导管内血栓形成，可先用0.9%氯化钠溶液脉冲式冲管，有利于冲净导管内的残留药物或血液；再用肝素稀释液2～5mL正压封管。对于间断使用的导管，使用前需要检查导管是否通畅，使用后按要求封管，不使用的间期也需要定期冲管。导管的肝素帽应至少每周更换一次，更换时严格遵守无菌操作原则，注意防止气体栓塞相关并发症的发生。

五、输注过程的护理

肠外营养输注过程中应注意巡视观察，根据患者的情况及时调节输液速度。一般要求肠外营养液以恒速均匀输注，使营养素能被充分代谢吸收，同时避免低血糖、高血糖等代谢并发症的发生。目前，输液速度多通过输液泵控制，起始输液速度较慢，在24h内平均缓慢滴入，以后每日提前1～2h输完，目标为12h输完[4]。及时关注患者有无发生水肿或皮肤弹性消失，尿量是否过多或过少，并予以记录，合理补液和控制输液速度。停止肠外营养时同样需要采取逐渐减量的方式。

六、并发症的预防、处理

（一）导管相关性并发症

静脉穿刺置管和营养液输注是肠外营养的两个过程，均可产生导管相关性并发症，其中与穿刺置管操作相关的有：①气胸、血气胸；②血管神经损伤；③心脏、胸导管损伤；④纵隔损伤。操作前应充分告知操作的必要性、操作内容及可能的并发症，消除患者的恐惧心理，取得良好配合，能够提高置管成功率,减少以上并发症的发生。置管操作过程中及操作后短期内,需注意观察患者是否有胸闷、咳嗽、发热、呼吸困难,甚至缺氧、血压下降、休克等症状,必要时行 B 超、胸部 X 片检查,以及时发现并处理置管相关并发症。另外,与长期置管及液体输注相关的并发症有:①空气栓塞;②导管内血栓形成;③导管错位或异位;④静脉炎、血栓形成。合理规范的输注、封管操作,均可有效降低上述并发症的发生率。若患者输注过程中出现胸前区异常不适、呼吸困难、发绀、心动过速等情况,需考虑空气栓塞的可能。

(二)感染性并发症

感染是肠外营养常见的并发症之一,能否控制感染也被认为是肠外营养是否成功的关键。常见感染包括导管性感染和肠源性感染。

1.导管性感染

感染源包括穿刺部位的皮肤、导管管腔及被污染的营养液,其中皮肤污染是诱发感染的主要因素,常见的病原菌为白色葡萄球菌、金黄色葡萄球菌等。

(1)穿刺部位感染:一般发生于置管数天或数周内,可有穿刺部位红肿、压痛、渗液,甚至化脓。注意置管区域皮肤的清洁与消毒,置管操作及护理时坚持无菌原则等均能减少穿刺部位感染的可能。穿刺部位感染的处理以"早发现、早处理"为原则,置管后严密观察穿刺点局部皮肤的情况,如发现红肿、压痛、渗液等情况需及时处理,并适当增加更换敷料的频率。

(2)导管性败血症:常见于由深静脉置管行肠外营养的患者,患者免疫力低下,穿刺操作、局部护理和营养液配制时无菌技术操作不严均可引发。当患者出现其他原因难以解释的寒战、发热、反应淡漠或焦躁不安,甚至休克等情况时,应怀疑导管性感染或败血症的可能性,应立即停止输液,拔除导管,无菌条件下剪取导管末端 1~2cm 并抽血,送真菌与细菌培养,并给予抗感染治疗。一般导管性败血症在导管拔除 24h 内体温恢复正常。

2.肠源性感染

完全肠外营养患者可因长期禁食,胃肠道黏膜缺乏食物刺激和代谢燃料,腺体分泌减少,肠黏膜结构和屏障功能受损,通透性增加而导致肠内细菌和毒素易位,并发全身感染。随着临床营养治疗的不断发展和完善,肠源性感染受到越来越多的重视,现提倡尽早应用肠内营养治疗。有研究表明,在实施肠外营养1周左右开始经空肠造瘘管配合使用肠内营养,并加用谷氨酰胺,可以促进肠黏膜结构和功能的恢复[7]。

(三)代谢性并发症

代谢性并发症易发生于长期全肠外营养(total parenteral nutrition, TPN),常见原因为营养液配制或输注不当。主要包括糖代谢紊乱、电解质紊乱和脂肪代谢紊乱等。

1.非酮性高糖高渗性昏迷

非酮性高糖高渗性昏迷常由葡萄糖输注过量、过快或胰岛素的相对不足引发。匀速输注液体并认真记录,避免输注速度时快时慢、剧烈波动,是预防高血糖的主要办法。若患者出现口渴、血糖升高、渗透性利尿、高度脱水、意识淡漠甚至昏迷等临床表现,需考虑非酮性高糖高渗性昏迷的可能,此时可用低渗盐水(0.45%)以950mL/h的速度输注,以降低血浆渗透压;或者静脉输注胰岛素(10～20U/h),促使血糖进入胞内,从而降低血糖浓度[5]。

2.低血糖性休克

低血糖性休克常见于突然停输高渗葡萄糖溶液或营养液中胰岛素含量过多,也可由于输液泵故障、管道扭曲等导致输液中止引起。临床表现为饥饿感、心率加快、面色苍白、四肢湿冷乏力,严重者呈休克昏迷症状,经测血糖证实后,可静脉注射50%葡萄糖液40mL,并予10%葡萄糖液500mL加胰岛素8U静脉滴注维持,根据血糖变化进行后续的调节。

3.水、电解质紊乱

TPN患者的营养完全来自静脉输注,缺乏胃肠道自主调节,因此需准确记录24h液体出入量,定时监测血电解质、血气分析等情况。结合检测结果进行相应调节。

4.肝胆系统并发症

肝胆系统并发症主要包括胆汁淤积性肝炎、胆石症和肝衰竭。该并发症对患者的预后有严重的影响[5]。主要表现为肝酶谱异常、肝脂肪变性、胆汁淤积等,可能与长期禁食、配方不合适或肠道菌群失调有关。肠外营养期间定期监测肝脏功能极为重要,另外予以少量肠内营养,补充缩胆囊素,预防性使用抗生素,提供适宜的氨基酸、牛磺酸、合适的脂肪乳剂及必需脂肪酸等均能预防肝胆系统并发症的发生。

七、健康教育

食管癌患者的营养治疗往往是长期的。对于行肠外营养的患者,应做好健康教育,告知营养不良对机体可能造成的危害,使之认识到合理营养治疗的临床意义。对于可能存在摄入不足及营养不良的患者,告知如何监测自身的营养状况,如若发生营养不良的情况,需及时到医院检查及治疗。告知肠内营养的优点,在可能的情况下,鼓励患者经口饮食。

（张仁泉,张洁苹,傅林海）

参 考 文 献

[1]李国英,王晓波,汪媚平.两种营养方式应用于食管癌患者术后早期的效果比较[J].解放军护理杂志,2009,26(3):5-6.

[2]刘以娟,朱丹.肠外营养护理[J].护理研究,2002(11):635-637.

[3]李宁,黎介寿.全肠外营养支持的新概念[J].实用外科杂志,1991,11(10):506-508.

[4]张洪玲.完全胃肠外营养的护理[J].护理实践与研究,2009,6(7):54-55.

[5]贺丽娟,丁亚媛.肠外营养一般护理及并发症护理进展[J].护理研究,2007(14):1232-1233.

[6]周丽华,何新,丁杏.PICC 置管肠外营养并发静脉炎的相关因素分析[J].西南国防医药,2014,24(2):189-190.

[7]冯波.重症胰腺疾病术后肠外营养并发症的监护[J].实用临床医药杂志,2005,9(6):13-14.

第二节　肠内营养护理

肠内营养(enteral nutrition,EN)是经胃肠道通过口服或管饲的方法提供各类营养的临床营养治疗方法。与肠外营养相比,肠内营养的优越性除体现在营养素直接经肠吸收、利用,更符合机体的生理特点,且给药方便,费用低廉外,更显示有助于维持肠黏膜结构和屏障功能完整性的优点[1]。目前一般认为,只要患者的胃肠道功能完整或具有部分胃肠道功能,就应首选肠内营养。在实行过程中,可能出现各种问题或并发症,因此需加强观察和护理,以达到预期效果。

一、护理评估

(一)既往健康史

了解患者的年龄、既往病史(尤其是糖尿病等代谢性疾病及胃肠道疾病史)、过敏史、严重感染、重大创伤、既往胸腹部手术史及其他消耗性疾病病史。

(二)营养状况评估

现一般使用 NRS 2002 筛查住院患者的营养风险,充分评估患者的营养状况,制订合理的起始营养治疗方案(详见第一章第二节营养筛查与评估),此外也可以通过辅助检查,如血浆蛋白测定、氮平衡情况、血肌酐测空、血浆氨基酸谱测定及免疫功能评定等,评估患者的营养状况。

(三)身体状况评估

1.一般状况

测量患者的生命体征,评估是否稳定,有无发热、休克等情况。

2.胃肠道功能

结合患者的既往病史、手术过程、术后患者主诉及引流量情况评估患者的胃肠道功能,是否存在消化道梗阻、出血等不能经胃肠道营养的病征或因素。

3.肠内营养输注途径评估

肠内营养输注途径评估包括鼻胃管、鼻肠管、胃造瘘管和空肠造瘘管等管道放置路径的情况、管道的位置和固定情况。

(四)心理及社会支持情况

了解患者的宗教信仰情况,评估患者及其家属对肠内营养治疗的重要性和必要性的认知程度、接受程度,以及对肠内营养治疗费用的承受能力。

二、心理护理

通常食管癌术后行肠内营养需放置营养管道(如鼻胃管、鼻肠管、胃造瘘管或空肠造瘘管等),且营养治疗的时间较长,许多患者对此有惧怕心理,尤其是经鼻置管易引起较多不适,使许多患者难以接受,从而产生抵触情绪,也有部分患者对肠内营养的效果持怀疑态度,这些都不利于肠内营养的长期稳定进行。因此,护士需在进行肠内营养前耐心告知患者营养不良的危害,介绍肠内营养的优点,解释各项操作内容(如置管途径、营养剂类型、灌注方法、持续时间等)及其必要性、安全性和重要意义,同时须告知肠内营养治疗可能产生的不适、并发症及高额费用,详细回答患者及其家属提出的各项问题,以得到患者及其家属的理解和支持。

三、输注途径及营养制剂

肠内营养的输注途径有口服和管饲两种,后者根据喂养管的入口即导管尖端所处的位置分为鼻胃管、鼻肠管、胃造瘘、空肠造瘘等。输注途径的选择取决于疾病情况、手术方式、喂养时间长短、患者的精神状况及胃肠功能[2]。对于食管癌术后患者,根据不同的消化道重建类型及操作习惯,可以选择不同的营养途径,其中以空肠造瘘及鼻肠管最多见,其优点是较少发生液体饮食反流而引起的呕吐与误吸。肠内营养的投给途径分为一次性投给、间歇重力滴注及连续输注三类。其中,连续输注较其余两种营养素吸收效果明显,胃肠道不良反应少。

目前,临床上使用的肠内营养制剂种类繁多,根据组成成分的不同可分为要素制剂、非要素制剂、组件制剂和特殊应用制剂。采用何种肠内营养制剂,临床上需要根据患者的病情需要和胃肠道功能情况决定,包括:①患者的年龄;②临床诊断及治疗(包括药物与营养素关系、配伍禁忌等);③患者的营养状况(性质和程度);④患者的代谢状况,其热量及营养素需要量;⑤能影响胃肠道功能的膳食物理性质(如渗透压等);⑥患者的胃肠道功能;⑦能引起变应性的蛋白质原料;⑧有无乳糖不耐受症;⑨有无脂肪吸收不良;⑩营养途径,口服和(或)管饲[3]。一般认为,对于胃肠道功能有障碍者可选用短肽型、氨基酸型要素制剂,而对于胃肠道功能良好的患者应尽量选用整蛋白型的非要素制剂。

肠内营养营养液应现配现用,营养液在凉快的室温下放置时间应小于6h,当营养液内含有牛奶及易腐败成分时,放置时间应更短;暂不使用的营养液应置于4℃冷藏备用,但不超过24h。

四、喂养管道护理

(一)管道的选择

食管癌术后患者,常用空肠造瘘或鼻肠管给予管饲营养。临床上多选用质地柔软的细管,以减少患者的不适主诉及管道压迫相关并发症。

(二)管道的固定

鼻肠管的固定方式与鼻胃管相同,一般用胶布"8字"固定于患者鼻部,空肠造瘘管通常通过腹壁外固定片缝合固定于皮肤。每次巡视都应检查导管置入深度及固定情况,防止其牵拉、脱位。同时向患者及家属宣教管道的重要性,避免损伤或意外拔出。

(三)管道维护

在每次管饲使用前后及连续管饲过程中,每隔4h都应使用温开水或生理盐水冲洗管腔,以避免管道堵塞。禁忌向管道内输注颗粒状或粉末状药物,也不可将药物混入营养制剂中,如若需要输注较黏稠的营养制剂,则可使用胃肠泵,并且可用手反复挤捏体外部分管道。若出现管道堵塞情况,需首先排除管道本身因素(如压迫、扭曲、折叠等),可通过"加压冲洗"和"负压吸引"交替的办法尝试再通。空肠造瘘部位通常使用纱布固定,若无特殊情况要求每隔 2d 更换一次(如破损、污染,则应及时更换敷料),导管入口以2%碘酊,75%乙醇或 PVP 碘伏进行消毒,并仔细观察有无红肿、渗液、化脓等情况。

(四)管道更换

有证据表明,喂养管放置近 2 个月时,管端有变脆及易破现象[4]。因此,一般要求管道放置 4 周后需及时更换。

五、输注过程的护理

肠内营养输注过程的护理因人而异,一般强调"3 个度",即速度、温度、浓度,三者均遵循由低到高及渐变的原则。

(一)渐进速度

成年患者每天至少需要能量 1000kcal 以上;患者处于手术应激状态,或本身营养不良所需能量则更多,最高可达 3000kcal。术后初始需逐渐加量,不足者暂予肠外营养补足,一般首日给予 1/2 量,次日给予 1/2 量,第三天给全量,期间也可根据患者的反应,逐渐加量。输注速度一般从 20mL/h 开始,待患者耐受,无明显不适后,可逐步加快输注速度,最终速度一般控制在120~150mL/h。宜空出间歇时间以给胃肠道休息,夜间患者入睡时最好停用。若患者的病情允许行注射器推注,则每次推注剂量以不超过 250mL为宜。

(二)渐增浓度

为防止腹胀、腹泻等消化道症状,一般营养液均从低浓度逐渐向所需目标浓度过渡。浓度可从 5% 开始,逐渐增加至 25%,最高可达 30%,期间需根据患者的耐受情况进行调节。

(三)温度适宜

现一般使用加热器持续加热输注管道以维持营养液的适宜温度,温度一般设置为38~40℃[1],以接近体温为宜,温度过高易损伤肠道黏膜,温度过低会刺激肠蠕动而引起腹泻。一般输注前用前臂掌侧皮肤测试,以不烫为宜。也可根据季节和个人耐受性适当调节营养液的温度。

(四)适当体位

肠内营养喂养,尤其是经胃喂养,患者应取坐位、半坐位,或将床头抬高30°~45°,使患者呈仰卧位以防反流或误吸,输注结束后应至少维持该体位30min。

(五)保护胃肠

对于长期经管饲饮食,特别是要素膳饮食的患者,必要时可选用含有食物纤维的大分子营养制剂,以保护胃的消化功能,同时防止便秘的发生,也可给予短链脂肪酸口服或做保留灌肠,以维护结肠功能。对于同时应用抗生素治疗的患者,可给予乳酸杆菌制剂以维持肠道的正常菌群。

六、常见并发症及预防、处理

肠内营养虽比肠外营养更安全易行,但也可因管道护理不当、营养液输注不合理、营养液污染等原因而引起相关的并发症,主要包括以下几个方面。

(一)置管并发症

若经鼻胃(肠)管营养,可因管道放置时间过长、管道过粗过硬或护理不当等原因引起鼻咽部和食管黏膜损伤,并可继发溃疡、感染、鼻翼脓肿、声音嘶哑、鼻窦炎、中耳炎等。经造瘘管营养者,也可出现置管部位局部感染,表现为局部红肿、压痛、渗液,甚至化脓。注意置管区域皮肤的清洁与消毒,置管操作及护理时坚持无菌原则等均能减少局部感染可能。其处理以"早发现、早处理"为原则,置管后严密观察穿刺点局部皮肤情况,如发现红肿、压痛、渗液等情况需及时处理,并适当增加更换敷料的频率。

(二)胃肠道并发症

胃肠道反应在肠内营养治疗最多见,主要表现为恶心、呕吐、腹胀、腹泻、便秘等。其中以腹泻最常见,患者术后短时间内胃肠功能尚未完全恢复,此时若营养液输注速度过快、温度过低、浓度过高、渗透压过高等则会引起腹泻;脂肪吸收不良、营养液被污染、乳糖不耐受等,也均可引起腹泻;另外还可能由药物副作用及低蛋白血症引起。对于空肠营养患者,灌注速度过快,使局部肠腔扩张,肠壁受刺激,可产生类似倾倒综合征的症状,表现为脉搏加快、头晕、恶心等[2]。由于部分肠内营养配方中纤维含量少,长期应用容易引起便秘,增加纤维摄入可明显改善症状。

(三)误 吸

误吸可致吸入性肺炎,是一种较严重的并发症,多发生于经鼻胃管喂养者,特别是意识障碍、胃排空迟缓、咽喉部反射受损的患者,另外喂养管异位、喂养体位不合理也可引起误吸。经空肠营养可大大减少此类并发症的发生,但在护理过程中也应监测患者的胃肠道排空情况,评估患者肠内残留量,若小肠内潴留>200mL,则应减量或停用2~8h[5]。一旦发生误吸,则需立即停止营养输注,负压抽吸胃内容物,同时预防性使用抗生素,鼓励患者咳嗽,清除气管内容物,必要时行气管镜检查。

(四)代谢性并发症

由于胃肠道具有缓冲作用,肠内营养的代谢并发症发生率较肠外营养低,主要由长期营养输注不合理或突然改变营养方案所引起,包括水、电解质失衡,血糖紊乱和微量元素异常等。对于肠内营养患者,需定期监测电解质、血糖等,记录出入量,根据检测结果调整营养方案。对于有相关基础疾病(如肾功能不全、糖尿病)的高危患者,更需要加强监测。

七、健康教育

食管癌患者术后由于消化道结构的改变,往往存在长期的经口摄入不足,他们的营养治疗往往是长期的,甚至是终身的。对于肠内营养的患者,应做好健康教育,告知营养不良对机体可能造成的危害,使之认识到合理营养治疗的临床意义。给予患者康复信心,提高出院后的依从性。对于存在摄入不足及营养不良的患者,应告知如何监测自身的营养状况,如若发生营养不良的情况,需及时到医院检查及治疗。在可能的情况下,鼓励患者经口饮食。

(张仁泉,张洁苹,傅林海)

参 考 文 献

[1]谢爱萍,汪娟.食管癌术后肠内营养的护理[J].按摩与康复医学,2011,2(6):146-147.

[2]余梅.肠内营养的临床应用进展[J].护理研究,2004,18(10):1787-1789.

[3]刘均娥,范旻.临床营养护理学[M].北京:北京大学医学出版社,2009.

[4]于春荣,许东,宋志芳,等.肠内营养的进展及护理[J].山西医药杂志,2011,40(3):264-265.

[5]喻荔琳,陈荔华,林丽英,等.外科危重患者早期肠内营养的监护与研究[J].实用护理杂志,2002,18(10):1-2.

第八章

食管癌术后长期营养治疗

第一节　食管癌术后长期营养的重要性

食管癌术后长期营养维持通常指患者出院后的营养维持。患者住院期间持续的补液在某种程度上掩盖了患者体重的流失。而患者出院后，手术造成的胃肠道解剖的改变、味觉的改变，家庭经济情况、自我消极情绪和社会隔离等带来的心理因素都会导致患者饮食习惯和饮食质量的变化；另外，部分患者出院后需要接受放疗或化疗，尤其是后者引起的如食欲减退、恶心呕吐、厌食、腹泻等副作用均会导致大量的体液流失。当失去被动补充的能量支持后，患者的营养状况往往会发生恶化，表现为体重降低。最终导致患者治疗耐受性降低，影响其生活质量。因此，注重食管癌术后长期的营养治疗，对于提高食管癌患者的生活质量和延长总体生存期具有十分重大的意义。

（张仁泉，张洁苹，傅林海）

第二节　食管癌术后长期营养的实现方式

食管癌术后长期营养维持主要以家庭营养治疗(home nutrition support,HNS)为实现方式,即在专业营养治疗小组(nutrition support team,NST)的指导下,让病情相对平稳而需进行营养治疗的患者在家庭内接受营养治疗。根据营养途径不同,食管癌术后的长期营养可分为家庭肠内营养(home enteral nutrition,HEN)和家庭肠外营养(home parenteral nutrition,HPN)。由于 HPN 的技术要求较高,并发症较严重,需要专业人员密切监测,故临床使用较少[1]。目前临床使用以 HEN 为主。

长期营养顺利实施的基本条件为:专业的 NST(包括医师、护士、营养师、药剂师和心理医师等),营养液的配制和获得,家庭条件允许,家庭成员的支持和参与,以及管理部门的支持[2]。

长期营养的适应证有以下几个方面:①患者及其家属表达有在家中继续治疗的要求;②患者的术后状况已完全稳定,可以接受家庭长期营养治疗;③预期进行营养治疗的时间在 6 周以上;④营养治疗必须在医院进行一周,在个体差异下确认没有明显并发症后开始家庭长期营养治疗;⑤患者和家属在出院前必须进行营养治疗护理方面的培训,并且保证患者的家庭环境可以维持家庭营养治疗。

合理的长期营养程序:①患者的准备,包括治疗基础疾病、营养评估、方案制订、心理护理等;②良好的后勤保障,包括营养素、输注通路等;③严密的监护措施及专用的咨询电话;④如需住院治疗时拥有及时收治入院的快速通道。这些均有利于长期营养治疗的科学开展与顺利进行。

一、出院前准备

对于食管癌术后患者,出院前准备主要由 NST 成员完成,主要包括:

选择患者、营养评估、建立通路、健康宣教和建立档案等。

（一）选择患者

对于食管癌术后患者，首先需要评估患者术后恢复情况及是否需要继续住院接受其他治疗，若患者病情稳定且已达到出院标准，此时需对患者及其家属进行长期营养治疗的需求评估，若患者及其家属有行长期营养治疗的渴望，则可通知 NST 的医师继续完成对患者的评估和选择，若患者有适应证，无禁忌证，则需进一步评估患者行长期营养治疗的家庭支持情况，如住房条件、卫生条件、经济情况、心理情况、家属配合程度（包括文化程度和关爱程度等）。完整了解患者的情况，充分保证长期营养治疗实施的可行性。

（二）营养评估

食管癌术后的患者，住院期间往往已进行过相应的营养治疗。患者出院后，营养环境、心理状态、活动强度等都会发生巨大变化，往往导致住院期间的营养方案不适合继续长期使用，因此，NST 需要记录及总结患者住院期间的营养实施方案、营养评估指标变化情况，出院前至少进行一个基线营养评估来确定当前的营养状况，内容包括人体测量学、实验室指标、营养状况评分等，经小组讨论后决定个体化的长期营养治疗方案，包括选择营养治疗通道、确定营养液的个体化配方、选择输注方式及建立随访计划。

（三）建立通路

长期营养治疗根据营养途径不同分为 HEN 和 HPN。主要综合考虑患者的病情、营养治疗时间、护理及经济情况、安全性等因素，选择合适营养途径。

HEN 通路主要包括经胃及经肠，通路的建立有较多途径：一般短期营养使用鼻胃管或鼻肠管；而长期经胃营养则需行胃造瘘，包括经皮内镜下胃造瘘术（percutaneous endoscopic gastrostomy，PEG）、透视下胃穿刺造瘘术（radiologically inserted gastrostomy，RIG）和外科胃造瘘术；长期经肠营养则需行空肠造瘘术,空肠造瘘管通常在手术中直接放置,也可经皮内镜下空肠造瘘(percutaneous endoscopic jejunostomy,PEJ),或经皮内镜下胃-空肠造瘘术。目前,食管癌术后患者多通过胃肠管或空肠造瘘管营养,部分胃肠功能正常的患者,也可通过口服补充营养液。

通常的滴注方式包括三类:①一次性投给,用注射器给予营养液150~300mL,6~8 次/d[3];②间歇重力滴入,通常是白天滴注,每次300~400mL,约 30min 滴完,每两次间隔 3~4h[4];③输液泵滴注,空肠内营养多采用连续滴注,可持续 12~24h,必要时可采用移动输液架。以上三者各有优缺点,需要根据患者及其家属的实际情况选择,实际操作过程中也可根据患者的情况进行调整。

长期 HPN 需要稳定、安全的静脉输注途径。中央静脉较外周静脉具有优势,常用的有锁骨下静脉、颈内静脉、股静脉等。通道建立的方法包括皮下埋藏全植入式导管(Port)和经外周静脉穿刺中心静脉置管术(peripherally inserted central catheter,PICC)。Port 作为一种新型中心静脉置管术(central venous catheter,CVC),能有效降低导管相关血流感染(catheter related bloodstream infection,CRBSI)的风险[5]。也有报道显示,PICC 的 CRBSI 发生率低于 Port,被认为是目前临床上预防 CRBSI 最有效的置管途径[6],但 PICC 管发生静脉血栓的风险相对较高。

(四)健康教育

在患者出院前,患者及其家属应接受详细的 HEN 相关教育,包括营养不良的危害,营养治疗的重要性,可能发生的并发症,营养液输注技术,管道管理,患者状况的指标监测,常见并发症的预防、发现与紧急处理等。可以发放 HEN 的宣传手册以供学习。对于某些需要使用营养泵的患者,患者本人或其家属需充分认识营养泵的各部分的组成及其功能,掌握营养泵的使用方法,识别其报警所指示的内容及学会相应的处理办法。营养泵的使用说明应在使用过程中被随身携带。

由于 HPN 存在较多并发症,且一旦发生,后果十分严重,因此在进行健康宣教时,除常规宣教内容外,需特别强调 HPN 可能引发的严重并发症并向患者及其家属充分耐心地解释,在取得患者及其家属的充分理解并签字同意后,方可开始进行 HPN 支持治疗[2]。

(五)建立档案

为方便管理、随访及进一步治疗,拟行长期营养治疗的患者均需建立独立随访档案,其中,出院前需完善的内容包括患者的一般资料、主要病情、出院情况、实验室检验结果、营养状况评分、功能评价、营养方案、管道类型、随访方案等。出院后长期营养治疗期间,根据相应的随访周期记录患者的一般情况(包括体温、体重等),营养液类型和每天用量,管道状况,实验室检验结果,营养状况评分,有无水肿、腹痛腹泻等并发症及转归等。

二、家庭肠内营养

家庭肠内营养(HEN)指由于各种原因不能进食,或正常饮食不能维持身体代谢和生长发育需要,必须通过额外的途径或补充特殊的营养制剂,以摄取足够的能量和各种营养素,满足机体细胞维持功能、结构和代谢的需要[4]。行 HEN 的主要适应证为:①营养代谢紊乱或因进食减少而不足以维持正常营养状态的患者。②不能或是不愿意足量进食来维持营养储量的患者。③全天热量摄入不足 20kcal/kg。④使用肠内营养泵的患者。⑤处方内含有不同于整蛋白的营养素或是高热的患者[7]。

食管癌患者术后由于消化道重建导致消化道功能及结构的改变,特别是管状胃等导致长期经口摄入不足,也有部分患者因担心进食后腹胀、恶心、呕吐等不适而拒绝足量进食,从而导致长期营养不良。因此,对于食管癌术后出院患者应进行常规营养筛查,对存在营养风险的患者应尽早开始肠内营养治疗。

HEN 由于操作相对简单,严重并发症少,相对安全度较高,因此目前被广泛运用。

(一)营养制剂

HEN 的配方选择以营养素充足、平衡、适当,并且价格相对低廉为原则。对于放置胃造瘘喂养管及小肠功能正常者可用匀浆饮食或非要素饮食,肠内喂养可采用非要素饮食,也可采用要素饮食[4]。配方的选择一般依据患者的病情和消化吸收能力而定,其中胃肠道的消化吸收能力是主要因素,胃肠道功能正常者可选择匀浆膳;轻度异常者可选择非要素膳;异常者可选择要素膳。另外可根据其他情况选择添加或不添加膳食纤维,甚至一些特殊类型配方(如糖尿病适用、肾功能不全患者适用等)。对于已经发生营养不良的患者,可以通过组件饮食添加高氮或高能量的营养制剂。患者可任意饮用水或者饮料以保证补充足量水分,防止液体摄入量不足。

目前,多数欧美国家几乎所有患者均使用商品化的肠内营养治疗配方,而较少采用家庭自制配方,以达到更为科学的营养治疗[8]。国内一般根据 NST 制订的营养方案,配制特定的营养制剂,但肠内营养液成品制剂所占比例已逐年增加。对于食管癌术后经空肠营养的患者,考虑管道堵塞及腹泻等并发症的因素,一般建议采用成品制剂作为主要的 HEN 营养来源。营养制剂的配制过程需注意以下几点:①配制过程应严格无菌操作,防止营养液污染;②配制过程及使用前充分摇匀,避免沉淀;③粉剂现配现用,如有团块物或较粗颗粒,使用前需用单层纱布过滤;④及时发现营养液的异常表现,如异常气味、颜色变化等。

成年患者 HEN 期间一般要求每天摄入能量为 125.5～146.4kJ/kg(30～35kcal/kg),一般肠内营养液能量密度为 4.184kJ/mL(1kcal/mL)[4]。患者的营养液需求量需结合患者具体病情、营养状况、营养途径、营养剂类型等综合考虑,也需要根据随访过程中患者营养指标的变化进行调整。

(二)营养护理

HEN 过程的护理内容主要包括客观条件、营养液、输注管道、输注的过程及患者情况等方面。

1.客观条件

患者输注营养的客观条件包括家庭环境与卫生条件两方面。家庭环境包括室内适宜的温度(18～20℃为宜)、湿度(50%～60%为宜)、通风、噪声强度(<60 分贝为宜)、光线(适当日光照射为宜)和装饰等。这些条

件的变化与患者的身心恢复、治疗效果都有密切关系[9]。卫生条件包括配制营养液的环境,配制工具的卫生条件,进食、居住环境的卫生条件等。这些均对患者的健康有一定的影响。

2.营养液

患者家属需遵循 NST 的意见,对营养液的配制、使用等进行自我管理,包括营养液的识别,成分、有效期等的核实,了解营养液的保存条件及时限。

3.输注管道

输注管道的护理包括管道位置的观察、固定,管道口的护理,管道的维护等。每天检查管道刻度标记及固定情况,观察是否有管道脱出及固定松弛等情况,若有轻度脱出或松弛情况可自行调整固定,否则需要联系 NST 或至医院就诊;每次使用前后都需要检查是否存在导管异位、堵塞的情况,如发现导管末端不在合理位置或输注过程中出现明显不适,需要联系 NST 或至医院就诊;根据营养液的黏稠度,每隔 4h 用注射器抽取 30mL 温开水冲管,若出现管道堵塞的情况,需首先排除管道本身因素(如压迫、扭曲、折叠等),可用 30mL 温开水冲管,或用 60mL 注射回抽,甚至用碳酸饮料反复来回抽吸[10]。空肠造瘘部位通常使用纱布固定,若无特殊情况要求每隔 2d 更换一次(如破损、污染,应及时更换敷料),导管入口以 2% 碘酊,75% 乙醇或 PVP 碘伏进行消毒,并仔细观察有无红肿、渗液、化脓等情况。如患者使用营养泵,则需充分掌握营养泵的使用方法,识别其报警内容及学会相应的处理办法。

4.输注过程

输注过程的护理包括"四度":①角度,喂养时患者采取坐位或半卧位,呈 30°～45°,输注完毕后保持体位至少 30min;②温度,营养液保持 35～40℃的适宜温度状态,若环境温度较低,则需要先加热再输注或使用输液泵持续加热输注;③浓度,宜由低到高,早期喂养时可适当降低浓度,后可根据患者的耐受程度逐步增加至目标浓度;④速度,宜由慢到快,每日总量由少到多,尽量避免一次性过快输注,早期营养不足部分可通过肠外营养补充。

5.患者情况

HEN支持的并发症主要包括管道并发症、感染并发症、胃肠道不耐受、营养并发症等。在营养治疗过程前应教育患者及其家属学会初步识别各项并发症,并指导其初步处理及快速至医院就诊。患者在长期HEN过程中可能发生心理状态的改变,家属需要细心观察,通过交流沟通以充分了解并化解负面情绪,以达到更好地配合治疗的目的。另外,在HEN过程中,适当活动有利于促进肠蠕动,有利于营养液的吸收和利用,活动量需根据患者的实际情况决定,一般以不自觉疲劳为宜,活动时也需要注意防止营养管道的牵拉、损伤。

6.经管道给药

患者及其家属需严格按照NST意见行经管道给药操作。首先将药物充分碾碎溶解后注入,再用温水冲洗管道,严密观察患者的反应。禁止将药物与营养素同时输注。

(三)常见并发症

与院内肠内营养相比,HEN在输注人员、输注环境、输注内容、持续时间等方面存在其特殊性,因此其常见并发症也略有不同。

1.管道堵塞

导管堵塞最常见[3],可由营养剂配制不佳、错误的输注方式、未按要求冲管、错误输注药物等原因引起。若出现管道堵塞的情况,需首先排除管道本身因素(如压迫、扭曲、折叠等),可用30mL温水冲管,或用60mL注射器回抽,甚至用碳酸饮料反复来回抽吸[10]。

2.导管损坏或异位

由于HEN使用时间长,营养管道容易产生渗漏、损坏、脱落、移位甚至断裂。在营养操作的过程中,患者及其家属需要学会如何判断导管是否完好及在位。如营养过程中患者出现剧烈咳嗽、恶心呕吐等情况,应考虑导管异位可能,并需要及时联系NST成员予以相应处理。同时需提高警惕,避免意外牵拉、损伤营养管致其损坏或脱落。

3.置管局部并发症

尤其对于通过造瘘置管营养的患者,置管局部皮肤容易并发感染,表现为局部红肿、压痛、渗液,甚至化脓。每天营养输注前后,注意保持置管区域皮肤及管道的清洁。局部感染的处理以"早发现、早处理"为原则,需要每天严密观察穿刺点局部皮肤的情况,如发现红肿、压痛、渗液等情况,需及时联系 NST 成员采取相应措施,并适当增加更换敷料的频率。

4.胃肠不耐受

患者对营养液的不耐受,可以表现为恶心、呕吐、腹胀、腹痛、腹泻及便秘等。如患者出现上述情况,NST 需对 HEN 方案进行再次评估,如患者情况、营养液配方、输注速度、浓度、温度等,同时排除营养液污染、其他药物因素及患者疾病因素等的可能。根据评估结果调节营养方案或纠正不当操作。进行 HEN 时注意营养液的无菌、恒温、调节速度、浓度,循序渐进的营养方案能有效预防胃肠不耐受并发症的发生。

三、家庭肠外营养

HPN 应用的主要适应证为:①消化系统有严重的持久性的疾病,阻止吸收足够的营养素,以致无法维持正常生理状况;②当尝试用消化道提供肠内营养失败时[15]。食管癌术后,患者因较大范围的消化道重建,往往面临着经口进食不足、吸收不良的情况,少数患者需要部分甚至全肠外营养维持支持。

家庭肠外营养的禁忌证如下:①患者已被证明或被估计患有不可治愈的晚期疾病(或预计寿命不超过 2 周);②必须住院治疗的患者;③患者、家庭及相关护理人员不能掌握家庭肠外营养有关的技术、结局和实施步骤;④患者仅是单纯的吞咽问题;⑤暂时性的胃通过能力不足;⑥影响进食的严重心理疾病,如严重抑郁症;⑦仅有新陈代谢改变导致的轻度食欲减退,如癌症的化疗;⑧组织物理性的改变影响进食,如严重的心肺疾病引起的呼吸困难;⑨药物继发性效应造成进食不足[7]。

由于 HPN 的操作较复杂,具有较高的专业性,且并发症较严重,因此临床应用相对较少,尤其是国内发展还处于起步阶段。HPN 施行需在 NST 的指导下完成,其管理流程与 HEN 具有一定的相似性,但也有其特殊性。

(一)营养制剂

食管癌术后患者的 HPN 方案选择需根据疾病及基础状态决定,总量仍应按照患者的实际需要设定,并不需要刻意增加或减少营养量或液体量。充分补充糖类、脂肪、氨基酸等,正常成人每日所需营养见表 8-1。在实际操作过程中,可能出院时初始设定的营养方案短时间内适用该患者,但随着出院后运动量、身体情况等的改变,应及时进行营养状态、营养方案评估,并及时进行调整,必要时再次住院治疗。为保证家中营养治疗的稳定性,尽可能按照周为单位进行调整。

表 8-1　正常成人 HPN 每日所需各类营养素含量

营养类别	每日需要量	备　注
液体	18～60 岁:35mL/kg 体重	体温每升高 1℃, 增加 2～2.5mL/kg
	>60 岁:30mL/kg 体重	
电解质	Na:1.0～1.5mmol/kg 体重	量出为入
	K:1.0～1.5mmol/kg 体重	
	Mg:0.1～0.2mmol/kg 体重	
	Ca:0.1～0.15mmol/kg 体重	
能量	20～35kcal/kg 体重	
氨基酸	0.8～1.0g/kg 体重	
碳水化合物	3～6g/kg 体重	
脂肪	长期 HPN:<1g/kg 体重	
微量营养素	可略高于推荐摄入水平	

一般 HPN 营养液由 NST 负责每天配制和发送[2],患者及其家属应掌握营养液的质量核查,包括营养液的识别、成分、密闭性、有效期等的核实,营养液的保存条件及时限,异常营养液的表现等。

(二)营养护理

HPN 的护理内容与 HEN 大致相同,主要包括客观条件、营养液、输注管道、输注的过程及患者情况等方面,但也存在其特殊性。

1.客观条件

由于 HPN 营养液一般由 NST 负责统一配制与发放,故患者输注营养的客观条件主要指家庭环境,即室内适宜的温度(18～20℃为宜)、湿度(50％～60％为宜)、通风、噪声强度(＜60 分贝为宜)、光线(适当日光照射为宜)和装饰等。

2.营养液

患者家属需遵循 NST 的意见,在使用前对营养液进行全面检查,包括营养液的类型、成分、有效期、外包装等的核实,了解营养液的保存条件及时限,观察营养液是否有变质、沉淀、污染等的表现。

3.输注管道

HPN 置管主要包括 Port 及 PICC 形式,输注管道的护理包括管道位置的观察、固定,管道口的护理,管道的维护等。置管应保持良好的固定,记录管道置入时的刻度,每日观察记录,必要时可加用胶布进行辅助固定,并及时至医院处理,若管道已部分滑出,滑出部分严禁再次置入。同时向患者及其家属宣教管道的重要性,避免污染、损伤或意外拔出。导管入口每天以 2％碘酊、75％乙醇或 PVP 碘伏进行消毒,并及时更换破损、污染的敷料(若无特殊情况,纱布每 2 天更换一次,3M 透明敷贴每周更换 1～2 次),并仔细观察有无红肿、渗液、化脓等情况。

药物沉淀、脂肪沉积以及机械因素等均可导致导管堵塞。输液管道应每天更换。输注过程中需注意观察,保持营养管道平顺,避免扭曲、折叠、受压。输液完毕时要正确封管,以防导管内血栓形成,可先用 0.9％氯化钠溶液脉冲式冲管,有利于冲净导管内的残留药物或血液;再用肝素稀释液 2～5mL 正压封管。对于间断使用的导管,使用前需要检查导管是否通畅,使用后按要求封管,不使用的间期也需要定期冲管。导管的肝素帽应至少每周更换一次,更换时严格遵守无菌操作原则,注意防止气体栓塞相关并发症。如患者使用营养泵,则需充分掌握营养泵的使用方法,识别其报警内容及学会相应的处理办法。

4.输注过程

HPN 输注过程要求"恒速均匀",使营养素能被充分吸收代谢,同时避免低血糖、高血糖等代谢并发症的发生。对于有条件者,可使用输液泵控制,否则需要严密观察、控制滴速。营养液通常需 12～16h 输完,也可24h 连续均匀输注。在输注期间,每隔 2h 揉搓营养大袋一次,防止胰岛素附着于袋壁[11]。

5.患者情况

HPN 支持过程中,患者相对并发症的发生率较高,且一旦发生,可能引发较严重的后果,因此在施行过程中,家属需严密观察患者的情况,学会初步辨别并发症的主要表现,学会紧急处理程序,并及时向 NST 成员汇报。HPN 并发症主要有导管相关并发症(包括机械并发症、感染相关并发症等)和营养并发症(包括糖代谢异常、水电解质紊乱等)等。前者可以表现为畏寒、发热、腹痛、腹泻,甚至反应淡漠或焦躁不安等,后者可有头晕、晕厥、乏力、冷汗等血糖波动的表现。根据患者皮肤弹性及水肿情况,结合尿量等数据可评估患者的水、电解质代谢情况。家属还需要学会快速测试血糖、体温等操作,及时记录各项结果并向 NST 成员汇报。患者在长期 HPN 过程中可能发生心理状态的改变,家属需要细心观察,通过交流沟通充分了解并化解负面情绪,以达到更好地配合治疗的目的。

(三)常见并发症

1.导管相关性并发症

HPN 导管相关性并发症主要包括置管并发症、导管相关感染和导管物理损伤等。置管并发症主要与置管部位及操作相关,与在院肠外营养无明显差异,可通过临床表现、辅助检查确诊,一般容易处理,部分需要外科的积极干预。导管相关感染是 HPN 中最常见的并发症[12],最常见致病菌为凝固酶阴性葡萄球菌[13]。患者一旦出现寒战、发热等感染表现,需及时与 NST 成员联系,在排除其他感染可能的情况下,应立即停止输液,拔除导管,在无菌条件下剪取导管末端 1～2cm 并抽血,送真菌与细菌培养,并给予抗感染治疗。导管的物理损伤主要表现为导管栓塞、渗漏、损坏、脱落、异位甚至断裂,在输注过程中需要严格按照操作规范,并注意观察,一经发现需及时送至医院进行处理。空气栓塞相对发生率较低,但一旦发生,可引发严重的后果,因此需及时宣教,指导严格规范操作,小心防范气体进入导管。

2. 营养并发症

由于 HPN 直接经静脉输注营养素,而缺乏肠道缓冲作用,因此更加容易发生营养并发症,特别是急性营养并发症。常见的有高血糖,低血糖,水、电解质紊乱等,因此患者需每日观察并记录出入量,定期监测水、电解质、血糖和微量元素,一旦发现异常需及时采取措施,必要时可停用HPN,待纠正后再恢复。长期营养液配制或输注不当也可引发慢性营养并发症,主要包括代谢性骨病、脱发等,因此需定期监测,及时发现并调整营养方案。有部分长期 HPN 患者常有无症状的肝酶升高,甚至出现胆汁淤积性肝炎、胆石症和肝衰竭等。这些患者需定期复查生化常规,并将结果及时报告 NST,必要时可通过加用利胆药物、适当应用抗生素治疗。HPN 方案中使用中长链脂肪酸、适当减少脂质含量有利于预防肝胆并发症的发生。

四、随访观察

根据患者的病情,出院前需预先制订患者的随访计划。随访分家庭访视与电话随访两种形式。有报道称,家庭访视患者导管并发症的再入院率要低于电话随访的患者[14]。

(一)随访频次

一般要求患者出院当天随访 1 次,出院后第一周内再随访 1 次,主要目的在于让患者及其家属快速适应 HEN 的各项操作。以后每周固定时间进行 1 次随访,至患者逐渐熟悉操作流程后适当延长随访周期,最后至每月 1 次[2]。

也有文献报道,出院患者第一周随访 3 次,第二周随访 2 次,以后每周随访 1 次,1 个月后若患者情况稳定,可改为 3 月或半年随访 1 次[15]。

(二)随访内容

随访内容包括患者的自我记录与随访监测两部分。患者的自我记录包括患者营养状态的记录及并发症的记录,包括体重、上臂围、肱三头肌皮褶厚度、每日摄入和输出量、体力状况、活动能力、不适症状、患者体温等的监测及记录。应当给予患者家属一份涵盖各项记录内容的表格,告知其如实填写并在适当随访时间通报相关医护人员。随访监测包括定期复查血常规、生化指标及其他显示营养状况的客观指标(外周淋巴细胞计数等),了解营养治疗进行的情况,及时发现并纠正操作中存在的不恰当的地方。

(三)阶段小结

待患者适应长期营养治疗,营养方案相对固定后,一般要求 NST 每月对患者进行阶段小结,内容包括营养状态的评估、基础疾病的情况、生活质量评估等。根据阶段小结结果,指导下一阶段的营养治疗情况。若患者营养状态改善、基础疾病稳定、口服饮食能满足营养需要时,可考虑逐步停止长期营养治疗。

(张仁泉,张洁苹,傅林海)

参 考 文 献

[1]Hojsak I, Strizic H, Misak Z, et al. Central venous catheter related sepsis in children on parenteral nutrition: a 21-year single-center experience[J]. Clin Nutr, 2012, 31(5): 672-675.

[2]李强,江志伟.家庭营养支持的研究进展[J].肠外与肠内营养,2009,16(5):309-311.

[3]武恩翠,郭振峰.家庭肠内营养管理与实施探讨[J].临床合理用药杂志,2012(28):102-103.

[4]蔡东联,齐阳.家庭营养治疗[J].药学服务与研究,2012,12(6):406-410.

[5]Olveira G, Tapia MJ, Ocon J, et al. Parenteral nutrition-associated hyperglycemia in non-critically ill inpatients increases the risk of in-hospi-

tal mortality（multicenter study）［J］. Diabetes Care，2013，36（5）：1061-1066.

［6］Cotogni P，Pittiruti M，Barbero C，et al. Catheter-related complications in cancer patients on home parenteral nutrition：a prospective study of over 51,000 catheter days［J］. JPEN，2013，37（3）：375-383.

［7］石汉平，凌文华，李薇，等. 肿瘤营养学［M］. 北京：人民卫生出版社，2012.

［8］庄育刚，崔世涛. 家庭肠内营养的现状和未来发展趋势［J］. 中国药物与临床，2010（4）：481-483.

［9］Corrigan M，Kirby D F. Impact of a national shortage of sterile ethanol on a home parenteral nutrition practice：a case series［J］. JPEN，2012，36（4）：476-480.

［10］张金英. 营养支持小组在家庭肠内营养中的应用［J］. 医学信息（上旬刊），2011，24（5）：2788.

［11］杨秀芳，高琦，简芳，等. 家庭肠外营养的实施与护理［J］. 肠外与肠内营养，2013（1）：62-64.

［12］万晓，王新颖. 家庭肠外营养支持治疗［J］. 外科理论与实践，2014（2）：179-182.

［13］Nielsen X C，Chen M，Hellesoe A M，et al. Etiology and epidemiology of catheter related bloodstream infections in patients receiving home parenteral nutrition in a gastromedical center at a tertiary hospital in denmark［J］. Open Microbiol J，2012，6：98-101.

［14］彭南海，倪元红，邹志英，等. 家庭肠内营养支持的应用与护理管理［J］. 肠外与肠内营养，2009（4）：254-256.

［15］Gifford H，Delegge M，Epperson L A. Education methods and techniques for training home parenteral nutrition patients［J］. Nutr Clin Pract，2010，25（5）：443-450.

第九章

儿科食管疾病的营养治疗

一、儿科食管疾病概述

儿科食管疾病分为先天性疾病、后天性疾病和动力障碍性疾病。[1]

(1)食管先天性疾病:包括食管闭锁、食管气管瘘、食管裂孔疝、食管狭窄、食管蹼等,比较少见,其发生与食管的胚胎发育有关。

(2)食管后天性疾病:食管化学性烧伤和食管异物。

(3)食管动力障碍性疾病:胃食管反流和胃食管反流病、贲门失弛缓等。

其中先天性食管闭锁、食管裂孔疝、胃食管反流病在临床上比较常见,也是最易造成患儿营养不良和生长迟滞的儿科食管疾病。

先天性食管闭锁及食管气管瘘是儿科食管疾病中最为严重的先天发育畸形。活产新生儿发病率为 1∶(3000～4000),以早产未成熟儿多见。根据不同形态的畸形,将先天性食管闭锁分成 5 种病理类型[1](见图 9-1)。

Ⅰ型:食管近、远端均为盲端,无食管气管瘘(6%)。

Ⅱ型:近端食管有瘘管与气管交通,远端食管为一盲端(2%)。

Ⅲ型:近端食管为一盲端,远端食管有瘘管与气管交通(85%)。

Ⅳ型:食管近、远端各有瘘管与气管交通(1%)。

Ⅴ型:无食管闭锁,但有瘘管与气管交通,呈 H 形(6%)。

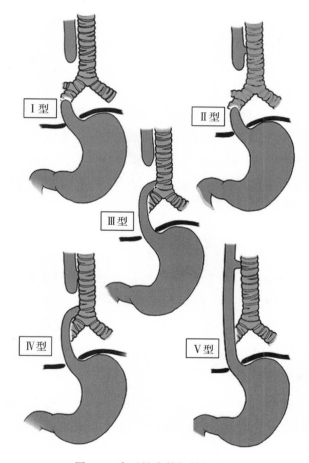

图 9-1　先天性食管闭锁的分型

新生儿先天性食管闭锁自1940年第一次外科修复成功之后,生存率不断提高。近 20 年,随着新生儿监护、新生儿麻醉、早期手术干预、机械通气以及营养治疗的进步,现在的生存率已经达到90%[2]。但是长段食管闭锁的治疗困境,以及食管闭锁/食管气管瘘修补手术后的长期并发症

（吻合口漏、吻合口狭窄、胃食管反流、食管运动功能障碍、反复瘘管的复发等）仍然会严重影响患儿的进食，进而造成患儿营养状况下降，明显影响患儿的远期疗效[2]。故如何解决这类患儿的营养问题，是改善患儿预后的关键之一。

食管裂孔疝是指胚胎期因发育异常，使食管裂孔开大，食管韧带松弛，胃和贲门、部分肠管由此疝入胸腔形成的孔疝。食管裂孔疝的临床主要表现为反复呕吐、呕血，反复的吸入性肺炎，营养物质摄入不足造成生长发育迟缓、营养不良[1]。

胃食管反流是指胃内容物不随意地反流到食管，可分为生理性和病理性两种。如果反流较重，影响正常生长发育，或并发反流性食管炎、呼吸道疾病、呼吸暂停等，则视为病理性，称为胃食管反流病，主要临床表现为呕吐、反流性食管炎、Barrett食管炎、生长迟滞和贫血、反复呼吸道感染、哮喘、窒息和呼吸暂停等[1]。

二、儿科食管疾病与营养不良

众所周知，食管是口服饮食摄入的必经通道。对于患有食管疾病的儿童，如不积极解决喂养问题，会造成严重的营养不良，最终影响到疾病的预后。

儿科食管疾病引起营养不良的原因主要包括以下几种。

（一）食物摄入的减少

食物摄入减少的原因主要有以下几种：①食管结构异常或食管动力异常造成吞咽固体食物/流质食物困难，造成摄入量减少；②反复吸入性肺炎、窒息的发作、食管炎症、溃疡等原因造成患儿拒食、厌食，喂养量减少；③反复食管气管瘘和吻合口漏，需要禁食，造成不能经口摄入；④社会、心理问题。食管闭锁手术后的喂养困难经常有报道。Puntis和Faugli等[3-4]报道，食管闭锁术后约有45%的患儿母亲被告知患儿存在有喂养困难，主要表现为拒食、呛咳、窒息及进食时间明显延长；Foker等[5]发现，在食管闭锁初期吻合术后，口服厌恶是一个显著的继发性问题。胃食管反流、食管闭锁患儿照料者的焦虑情绪会造成患儿被动喂养量的减少[6]。

(二)食物丢失的增加

食管本身的结构异常、胃食管反流、食管动力异常等原因经常会造成患儿进食后呕吐,造成过多的食物丢失。

(三)能量消耗的增加

反复的吸入性肺炎,气道狭窄,气道高反应性,多次食管吻合口漏的修补术,食管扩张术等均增加患儿的能量消耗。

(四)其他先天畸形或遗传因素造成

有些患儿往往合并有染色体异常,先天性心脏病等其他的一些畸形和器官发育不全,如心脏畸形、染色体异常、泌尿系畸形、直肠肛门闭锁等,进一步造成生长发育迟缓。

儿童因生长发育的要求,能量的需求远远高于成人。若热量供应不足,极易发生蛋白质-能量缺乏性营养不良,所以先天性食管疾病的患儿需要合适的营养治疗。

但是儿科患者因其生理、病理的特殊性,其营养需求不同于成人,除了疾病和代谢的需求外,还需考虑到身体增长和器官发育的需求。一方面,婴儿特别是新生儿和早产儿,机体某些器官发育不成熟,营养储备有限,机体的代谢通路尚不完善,再加上生长迅速的需要,所以儿科患者的营养治疗有别于成人,更具个体化;另一方面,儿科患者营养治疗在具体实施上与成人存在较大的差别,这不仅体现在营养物质需求量的不同,还包括营养治疗途径的选择、具体操作、并发症的防治和监测,以及营养制剂的选择等方面,均有儿科的特殊性。

三、儿科食管疾病的营养实施方案

(一)营养风险筛查和营养评估

规范营养治疗的第一步就是营养风险筛查,应对每一位住院患儿需进行营养风险筛查,但成人的营养风险筛查工具均不适用于儿童。儿童可以采用 STRONGkids 营养风险筛查表进行(附录 1)[7],由护士完成筛查。

每一位具有营养风险的患儿需进一步由营养医师进行营养状况评估。营养评估的内容应包括既往病史、饮食调查、体格检查、人体测量,以及相关实验室检查。身高、体重和体重变化等指标是儿科患者营养评估的基本内容[8](评估标准见表 9-1)。

表 9-1　三种评价指标的营养不良分级标准(中位数百分比)[11]

分　　级	年龄的体重	年龄的身高	身高的体重
正常	90～110	＞95	＞90
轻度营养不良	75～89	90～94	80～90
中度营养不良	60～74	85～89	70～79
重度营养不良	＜60	＜85	＜70

生长曲线是监测儿科患者生长情况简单、直观而有效的方法[9]。早产儿建议采用 Fenton 2013 生长曲线表(附录 2～3)[10],儿童建议采用 WHO 2006 生长曲线表(附录 4～7)[10]。

年龄的体重(weight-for-age):是反映近、远期营养状况的敏感指标[8]。

年龄的身高(height-for-age):身高增长缓慢或停滞则反映有较长时间的营养亏空存在[8]。

身高的体重(weight-for-height):即身高的标准体重,是由急性饥饿或长期摄入不足造成的[8]。其优点是不依赖于年龄。

(二)营养治疗策略

对于存在营养风险或营养不良的患儿应尽早进行营养治疗干预。患有食管疾病儿童的营养治疗方法和策略如下。

1. 口服喂养

(1)改变喂养方式[12]:对于胃食管反流的患儿,特别是母乳喂养的患儿,减少每次喂养量,增加喂养次数是较好的喂养策略。如果考虑是牛奶蛋白过敏产生的胃食管反流,对于母乳喂养儿,建议母亲进行至少 2～4 周的牛奶鸡蛋饮食回避试验;对于人工喂养儿,建议改用深度水解配方或氨基酸配方喂养。

(2)改变奶的稠厚度:对于胃食管反流、液体吞咽困难、易吸入的患儿,可以尝试改变奶的稠厚度[12]。①婴儿米粉:每 1 oz(28.35g)的配方奶加入 1 茶匙干米粉。②商品化增稠配方。由于临床发现增稠配方与早产儿的坏死性小肠结肠炎的发病有关,故 2011 年美国食品药品管理局发出警报,不要用商品化的增稠配方"SimplyThick"喂养胎龄小于 37 周的正在住院或出院 30d 内的早产儿。

2.肠内营养

通常经口摄入不足持续 3～7 d 可作为肠内营养治疗的指征。如果患儿胃肠道功能存在,但是不能或者不愿进食以满足其营养需求,就应该考虑通过各种方法给予肠内营养[8]。

(1)肠内营养途径:食管疾病患儿往往伴有食管狭窄、食管气管瘘甚至吻合口漏,往往无法通过口服补充充足的热量。故对于这类患儿常常应选择管饲喂养。

管饲喂养的营养管道有鼻胃管和鼻肠管。食管或吻合口狭窄的患儿可放置通过吻合口或狭窄口的鼻胃管进行喂养。但对于伴有胃食管反流、食管气管瘘和吸入风险的食管疾病患儿,建议放置空肠管进行空肠喂养。短期喂养(<6 周)可以采用鼻空肠置管喂养,长期喂养(超过 2 个月)多采用胃造瘘后空肠置管或直接术中空肠造瘘喂养。对于易发生并发症的先天性食管闭锁手术患儿,建议在术中经胃造瘘放置空肠管,既可进行胃减压,又可进行早期手术后(术后 48h 开始)肠内喂养。

管饲喂养常用的输注方法有间歇推注、间歇输注和连续输注三种。对于存在胃食管反流或采用空肠喂养的患儿,均推荐运用肠内营养泵进行连续输注喂养。喂养起始剂量为 10～20mL/(kg·d),每天根据肠道耐受性以 10～20mL/(kg·d)增加剂量[9]。

（2）儿童肠内营养制剂：在绝大多数情况下，母乳是婴儿的最佳食品[8]。此外，市场上有多种婴儿配方奶粉可供特殊情况下的婴儿选用（见表9-2）。

表9-2　婴儿期肠内营养制剂的选择

制剂描述	适应证/用途	禁忌证/注意事项
母乳	健康或患病的婴儿	某些先天代谢性疾病；可通过母乳传播的感染性疾病或药物；出生时为早产儿的婴儿，根据需要可推荐母乳强化剂
基于牛乳的配方奶，强化铁配方奶	健康婴儿	牛乳蛋白不耐受，乳糖不耐受，需要使用特定配方的疾病
基于牛乳的早产儿配方奶	胎龄低于34周或体重小于2 kg的早产儿	
基于牛乳的免乳糖配方奶	乳糖酶缺乏或乳糖不耐受	牛乳蛋白不耐受，半乳糖血症
基于牛乳的高MCT配方奶	严重脂肪吸收障碍、乳糜胸、乳糜腹和乳糜泻	长期使用应监测有无必需脂肪酸缺乏
大豆蛋白奶粉（不含牛乳蛋白，不含乳糖）	半乳糖血症，遗传性或一过性乳糖酶缺乏，IgE介导的牛乳蛋白过敏，素食者	出生体重低于1800g，预防肠痉挛或过敏牛乳蛋白所致小肠结肠炎或肠病
酪蛋白水解配方奶粉	过敏，整蛋白过敏	严重牛乳蛋白过敏者，可能对乳白蛋白水解配方奶有反应
氨基酸配方奶粉	吸收障碍（胃肠道或肝脏疾病）	

对于较大的患儿（1～11岁），可以根据病情选择小儿匀浆膳或商品化的肠内营养制剂（见表9-3）。这类配方与成人配方相比，具有较低的渗透压和肾溶质负荷。而对于11岁以上的儿童的情况，则可以选用成人配方。

对于食管疾病的患儿大都采用多聚配方，如果存在胃肠道功能不全或牛奶蛋白过敏，则可以采用低聚或要素配方。

表 9-3　1 岁以上儿童肠内营养制剂选择

类　型	亚　型	成分特性	适应证
多聚配方	标准型	营养素分布与正常饮食相同	胃肠道功能正常
	高蛋白型	蛋白质＞总能量的 15％	高分解代谢状态、创伤愈合期
	高能量密度型	1.5～2.0 kcal/mL	液体受限、电解质不平衡
	富含纤维型	5～15g/L(TDF)	肠道功能紊乱
低聚配方	部分水解型肽类	成分丰富	消化和吸收功能受损
要素配方	游离氨基酸	一种或多种营养素被水解	
组件配方	蛋白质	酪蛋白、游离氨基酸	增加氮摄入
	脂肪	鱼油、橄榄油、MCT 等	提高能量和(或)必需脂肪酸
	碳水化合物	麦芽糊精、水解玉米淀粉	提高能量,增加可口性

（3）家庭肠内营养:对于存在吻合口漏、食管狭窄、严重胃食管反流的患儿,如果建立了合理的喂养途径(胃造瘘、空肠造瘘等),可以出院进行家庭肠内营养。由专门的营养治疗团队进行家长肠内营养知识培训,建立联系方式,定期开展临床营养门诊随访,进行营养状况的评估,如儿童生长曲线(早产儿采用 Fenton 曲线,儿童采用 WHO 2006 生长曲线)、人体成分测定、骨密度测量、实验室检查等,调整营养方案,定期进行造瘘管道的维护和替换。

3. 肠外营养

如果肠内营养途径没有建立或无法经肠道给予足够的能量时,建议短期通过肠外营养供给热量、液体和营养素。

（1）儿科肠外营养液体和各种营养素的需求量见表 9-4～表 9-8[13]。

表 9-4　新生儿和不同年龄儿童肠外营养液体需求量

体　　重	液体需要量
＜1500g	130～150mL/kg
1500～2000g	110～130mL/kg
2～10kg	100mL/kg
10～20kg	1000mL(前 10kg)＋50mL/kg(超出 10kg 部分)
＞20kg	1500mL(前 20kg)＋20mL/kg(超出 20kg 部分)

表 9-5　儿科患者每日蛋白质需求量

年　龄	蛋白质需求量
早产儿	3～4g/(kg·d)
婴儿(1～12 月)	2～3g/(kg·d)
儿童(＞10kg 或 1～10 岁)	1～2g/(kg·d)
青少年(11～17 岁)	0.8～1.5g/(kg·d)

表 9-6　儿科患者每日能量需求

年　龄	每日能量需求[kcal/(kg·d)]
早产儿	90～120
＜6 月	85～105
6～12 月	80～100
1～7 岁	75～90
7～12 岁	50～75
12～18 岁	30～50

表 9-7　儿童电解质和微量元素需求量

	早产儿(mmol/kg)	婴儿/儿童(mmol/kg)	青少年/体重＞50kg 的儿童
钠	2～5	2～5	1～2mmol/kg
钾	2～4	2～4	1～2mmol/kg
钙	1～2	0.25～2.00	5～10mmol
磷	0.56～1.10	0.28～1.10	10～40mmol
镁	0.15～0.25	0.15～0.25	5～15mmol

表 9-8　儿童微量元素每日需求量

	＜3kg 的早产儿[μg/(kg·d)]	3～10kg 足月新生儿[μg/(kg·d)]	10～40kg 儿童[μg/(kg·d)]	＞40kg 的青少年
锌	400	50～250	50～125	2～5mg/d
铜	20	20	5～20	200～500μg/d
锰	1	1	1	40～100μg/d
铬	0.05～0.20	0.2	0.14～0.2	5～15μg/d
硒	1.5～2.0	2	1～2	40～60μg/d

注:单一的多种微量元素制剂不能达到微量元素的推荐量,只有个体化的微量元素产品才能达到

（2）营养策略：由于存在个体差异，传统的能量估算公式可能会低估或高估实际的能量需求。如有条件，可进行个体化静息能量测量，用以估算能量需要量。对于营养不良患儿可给予130%～150%的静息能量；对于小于3岁的婴幼儿推荐选用小儿专用氨基酸，对于大于3岁的儿童和青少年可选用成人配方；建议使用20%脂肪乳剂。对于肝功能异常及需要长期使用脂肪乳剂的患儿，建议选择中长链脂肪乳剂。如有条件，也可选择橄榄油与大豆油混合制剂[8]。

（3）儿童肠外营养输注途径和方法：儿童周围静脉能耐受缓慢均匀输注常规能量与蛋白质密度的"全合一"肠外营养配方溶液，但不建议连续输注时间超过10～14d。当营养液渗透压超过900mOsm/L时，建议采用中心静脉置管途径。中心静脉导管应在严格无菌条件下放置，由经验丰富的团队在麻醉下实施效果更好。推荐使用"全合一"方法配制和输注肠外营养液，建议在层流室超净台内严格按无菌操作技术配制[8]。

4.儿科肠外营养监测[8]

儿科肠外营养监测指标和项目见表9-9。

表9-9　儿科肠外营养监测表

指　标	项　目	第1周	稳定后
摄入量	能量[kcal/(kg·d)]	qd	qd
	蛋白质[g/(kg·d)]	qd	qd
	脂肪[g/kg·d]	qd	qd
	葡萄糖[g/(kg·d)]	qd	qd
临床体征	皮肤弹性，囟门	qd	qd
	黄疸，水肿	qd	qd
生长参数	体重	qd～qod	biw～tiw
	身长（高）	qw	qw
体液平衡	出入量	qd	qd

续表

指 标	项 目	第 1 周	稳定后
实验室检查	血常规	biw～tiw	qw～biw
	血 Na,K,Cl	biw(或调整电解质后第 1 天)	qw(或调整电解质后第 1 天)
	血 Ca	biw	qw
	血 P,Mg	qw	prn
	肝功能	qw	qw～qow
	肾功能	qw	qw～qow
	血脂*	qw	prn
	血糖	qd～qid	prn(调整配方后,或血糖不稳定时)
	尿糖(无法监测血糖时)	同上	同上

注: *血脂测定标本采集前 4～6h 内,应暂停输注含有脂肪乳剂的营养液。qd 表示每天 1 次;qod 表示隔日 1 次;biw 表示每周 2 次;tiw 表示每周 3 次;qw 表示每周 1 次;qow 表示隔周 1 次;prn 表示需要时;qid 表示每天 4 次。

(舒　强,马　鸣,周振宇)

参 考 文 献

[1]诸福棠,胡亚美.诸福棠实用儿科学[M].7 版.北京:人民卫生出版社,2005.

[2]Pinheiro PF,Simões e Silva AC,Pereira RM. Current knowledge on esophageal atresia [J]. World J Gastroenterol,2012,18(28):3662-3672.

[3]Puntis JWL,Ritson DG,Holden CE,et al. Growth and feeding problems after repair of oesophageal atresia[J]. Arch Dis Child,1990,65:84-88.

[4]Faugli A,Emblem R,Bjornland K,et al. Mental health in infants with esophageal atresia[J]. Infant Mental Health J,2009,30:49-50.

[5]Foker JE,Kendall TC,Catton K et al. A flexible approach to achieve a

true primary repair for all infants with esophageal atresia[J]. Semin Pediatr Surg，2005，14：8-15.

[6]Garro A，Thurman SK，Kerwin ME，et al. Parent/caregiver stress during pediatric hospitalization for chronic feeding problems[J]. J Pediatr Nurs，2005，20(4)：268-275.

[7]Hulst JM，Zwart H，Hop WC. Dutch national survey to test the STRONGkids nutritional risk screening tool in hospitalized children[J]. Clin Nutr，2010，29(1)：106-111.

[8]中华医学会肠外肠内营养学分会儿科协作组.中国儿科肠内肠外营养支持临床应用指南[J].中华儿科杂志,2010,46(6)：436-441.

[9]Fenton RT，Kim HJ. A systematic review and meta-analysis to revise the Fenton growth chart for preterm infants[J]. BMC Pediatrics，2013，13：59.

[10]WHO Multicenter Growth Reference Study Group. WHO child growth standards：length/height-for-age，weight-for-age，weight-for-length，weight-for-height and body mass index-for-age：methods and development[S]. Geneva：WHO，2006.

[11]American Academy of Pediatrics Committee on Nutrition：Pediatric Nutrition Handbook[M]. 6th ed. Elk Grove Village，IL：AAP，2009.

[12]Lightdale JR，Gremse DA. Gastroesophageal reflux：management guidance for the pediatrician[J]. Pediatrics，2013，131：e1684-e1695.

[13]Mirtallo J，Canada T，Johnson D. Safe practices for parenteral nutrition[J]. JPEN，2004,28(6)：S39-S70.

附　录

附录 1　STRONGkids 营养风险筛查表

日期：		评　分	
主观临床评价	皮下脂肪和（或）肌肉的减少，和（或）消瘦的脸	好（0 分）	
		差（1 分）	
高风险疾病（见后页）		有（2 分）	
		无（0 分）	
营养的摄取与丢失	存在以下之一： ①最近几天大便≥5 次/d 或呕吐＞3 次/d； ②入院前几天主动摄食减少； ③饮食上入院前已有进行营养干预的建议； ④因为疼痛缺乏足够的食物摄入	有（1 分）	
		无（0 分）	
体重减轻或体重增长过缓	在近几周/月内是否存在体重减轻，或 1 岁内儿童存在体重增长过慢	有（1 分）	
		无（0 分）	
总分			

注：第一次评估在入院 48h 之内完成。第 1、2 条由儿科医生评定，第 3、4 条与患儿父母或照顾者商量后评定。回答"不确定"视为"无"

处理：

0 分：低风险。

无营养干预的必要，定期称体重，1 次/周，1 周后重新风险评估。

1～3 分：中等风险。

通知医生进行全面诊断。饮食上进行营养干预。定期称体重,2次/周,1周后复评。

4~5分:高风险。

通知医生和营养师进行全面的诊断,个体化的营养建议和随访。开始小口喂养直至进一步的诊断。

营养高风险疾病:

1.神经性厌食;

2.烧伤;

3.支气管肺发育不良(最大不超过2岁);

4.乳糜泻;

5.囊性纤维化;

6.未成熟儿或早产儿(纠正年龄到6月);

7.心脏疾病,慢性;

8.获得性免疫缺陷综合征;

9.炎症性肠病;

10.肿瘤;

11.肝脏疾病,慢性;

12.肾脏疾病,慢性

13.胰腺炎;

14.短肠综合征;

15.肌肉疾病;

16.代谢性疾病;

17.外伤;

18.心理障碍/精神发育落后;

19.择期大手术;

20.未标明(由医生判定)。

附录 2　生长曲线表(女)

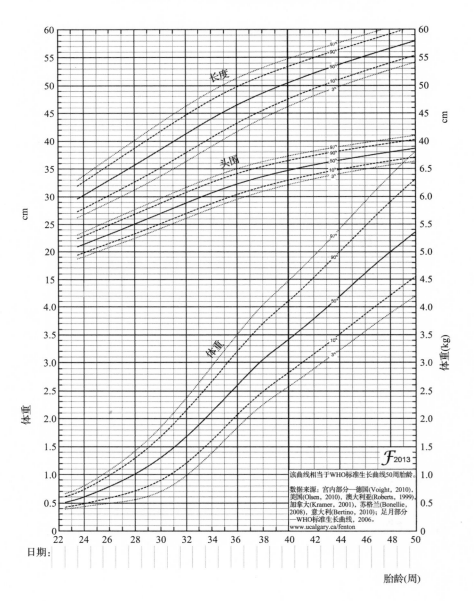

该曲线相当于WHO标准生长曲线50周胎龄。

数据来源：宫内部分——德国(Voight, 2010)、美国(Olsen, 2010)、澳大利亚(Roberts, 1999)、加拿大(Kramer, 2001)、苏格兰(Bonellie, 2008)、意大利(Bertino, 2010)；足月部分——WHO标准生长曲线，2006。
www.ucalgary.ca/fenton

附录 3　生长曲线表(男)

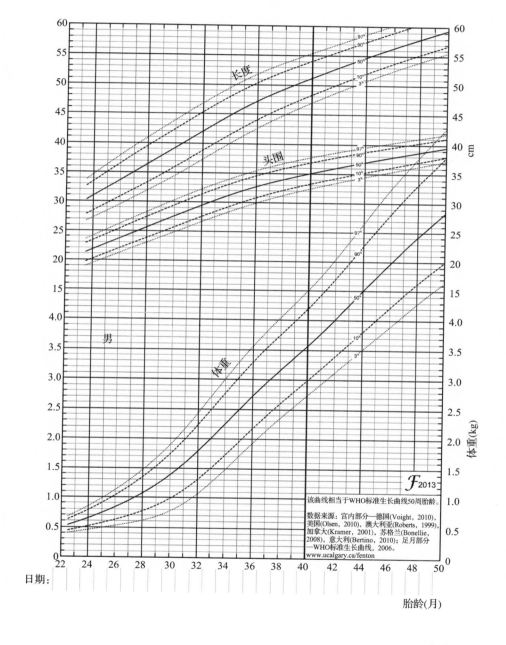

日期:

胎龄(月)

附录4 WHO儿童生长标准——按年龄计重（女）

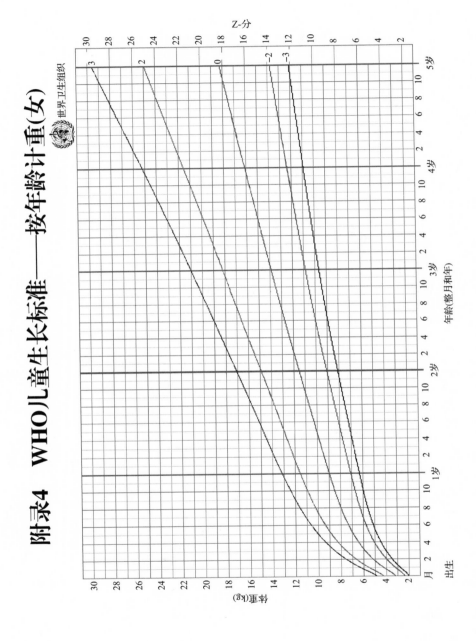

附录5　WHO儿童生长标准——按年龄计重（男）

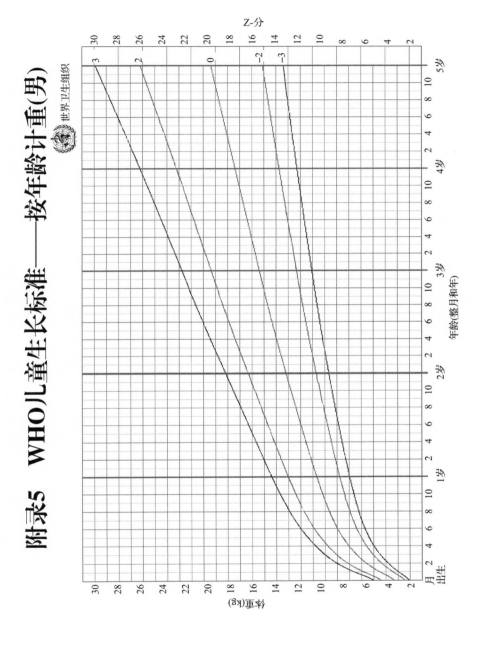

附录 6 各年龄体重指数(BMI)(女)

足岁+月	月龄	L	M	S	Z-分(BMI单位为 kg/m²)						
					-3 SD	-2 SD	-1 SD	中位数	1 SD	2 SD	3 SD
5+1	61	-0.8886	15.2441	0.09692	11.8	12.7	13.9	15.2	16.9	18.9	21.3
5+2	62	-0.9068	15.2434	0.09738	11.8	12.7	13.9	15.2	16.9	18.9	21.4
5+3	63	-0.9248	15.2433	0.09783	11.8	12.7	13.9	15.2	16.9	18.9	21.5
5+4	64	-0.9427	15.2438	0.09829	11.8	12.7	13.9	15.2	16.9	18.9	21.5
5+5	65	-0.9605	15.2448	0.09875	11.7	12.7	13.9	15.2	16.9	19.0	21.6
5+6	66	-0.9780	15.2464	0.09920	11.7	12.7	13.9	15.2	16.9	19.0	21.7
5+7	67	-0.9954	15.2487	0.09966	11.7	12.7	13.9	15.2	16.9	19.0	21.7
5+8	68	-1.0126	15.2516	0.10012	11.7	12.7	13.9	15.3	17.0	19.1	21.8
5+9	69	-1.0296	15.2551	0.10058	11.7	12.7	13.9	15.3	17.0	19.1	21.9
5+10	70	-1.0464	15.2592	0.10104	11.7	12.7	13.9	15.3	17.0	19.1	22.0
5+11	71	-1.0630	15.2641	0.10149	11.7	12.7	13.9	15.3	17.0	19.2	22.1
6+0	72	-1.0794	15.2697	0.10195	11.7	12.7	13.9	15.3	17.0	19.2	22.1
6+1	73	-1.0956	15.2760	0.10241	11.7	12.7	13.9	15.3	17.0	19.3	22.2
6+2	74	-1.1115	15.2831	0.10287	11.7	12.7	13.9	15.3	17.0	19.3	22.3
6+3	75	-1.1272	15.2911	0.10333	11.7	12.7	13.9	15.3	17.1	19.3	22.4
6+4	76	-1.1427	15.2998	0.10379	11.7	12.7	13.9	15.3	17.1	19.4	22.5
6+5	77	-1.1579	15.3095	0.10425	11.7	12.7	13.9	15.3	17.1	19.4	22.6
6+6	78	-1.1728	15.3200	0.10471	11.7	12.7	13.9	15.3	17.1	19.5	22.7
6+7	79	-1.1875	15.3314	0.10517	11.7	12.7	13.9	15.3	17.2	19.5	22.8
6+8	80	-1.2019	15.3439	0.10562	11.7	12.7	13.9	15.3	17.2	19.6	22.9
6+9	81	-1.2160	15.3572	0.10608	11.7	12.7	13.9	15.4	17.2	19.6	23.0
6+10	82	-1.2298	15.3717	0.10654	11.7	12.7	13.9	15.4	17.2	19.7	23.1
6+11	83	-1.2433	15.3871	0.10700	11.7	12.7	13.9	15.4	17.3	19.7	23.2
7+0	84	-1.2565	15.4036	0.10746	11.8	12.7	13.9	15.4	17.3	19.8	23.3
7+1	85	-1.2693	15.4211	0.10792	11.8	12.7	13.9	15.4	17.3	19.8	23.4
7+2	86	-1.2819	15.4397	0.10837	11.8	12.8	14.0	15.4	17.4	19.9	23.5

* 2007WHO 参数,5~19 岁

续表

足岁+月	月龄	L	M	S	-3 SD	-2 SD	-1 SD	中位数	1 SD	2 SD	3 SD
								Z-分（BMI 单位为 kg/m²）			
7+3	87	-1.2941	15.4593	0.10883	11.8	12.8	14.0	15.5	17.4	20.0	23.6
7+4	88	-1.3060	15.4798	0.10929	11.8	12.8	14.0	15.5	17.4	20.0	23.7
7+5	89	-1.3175	15.5014	0.10974	11.8	12.8	14.0	15.5	17.5	20.1	23.9
7+6	90	-1.3287	15.5240	0.11020	11.8	12.8	14.0	15.5	17.5	20.1	24.0
7+7	91	-1.3395	15.5476	0.11065	11.8	12.8	14.0	15.5	17.5	20.2	24.1
7+8	92	-1.3499	15.5723	0.11110	11.8	12.8	14.0	15.6	17.6	20.3	24.2
7+9	93	-1.3600	15.5979	0.11156	11.8	12.8	14.1	15.6	17.6	20.3	24.4
7+10	94	-1.3697	15.6246	0.11201	11.9	12.9	14.1	15.6	17.6	20.4	24.5
7+11	95	-1.3790	15.6523	0.11246	11.9	12.9	14.1	15.7	17.7	20.5	24.6
8+0	96	-1.3880	15.6810	0.11291	11.9	12.9	14.1	15.7	17.7	20.6	24.8
8+1	97	-1.3966	15.7107	0.11335	11.9	12.9	14.1	15.7	17.8	20.6	24.9
8+2	98	-1.4047	15.7415	0.11380	11.9	12.9	14.2	15.7	17.8	20.7	25.1
8+3	99	-1.4125	15.7732	0.11424	11.9	12.9	14.2	15.8	17.9	20.8	25.2
8+4	100	-1.4199	15.8058	0.11469	11.9	13.0	14.2	15.8	17.9	20.9	25.3
8+5	101	-1.4270	15.8394	0.11513	12.0	13.0	14.2	15.8	18.0	20.9	25.5
8+6	102	-1.4336	15.8738	0.11557	12.0	13.0	14.3	15.9	18.0	21.0	25.6
8+7	103	-1.4398	15.9090	0.11601	12.0	13.0	14.3	15.9	18.1	21.1	25.8
8+8	104	-1.4456	15.9451	0.11644	12.0	13.0	14.3	15.9	18.1	21.2	25.9
8+9	105	-1.4511	15.9818	0.11688	12.0	13.1	14.3	16.0	18.2	21.3	26.1
8+10	106	-1.4561	16.0194	0.11731	12.1	13.1	14.4	16.0	18.2	21.3	26.2
8+11	107	-1.4607	16.0575	0.11774	12.1	13.1	14.4	16.1	18.3	21.4	26.4
9+0	108	-1.4650	16.0964	0.11816	12.1	13.1	14.4	16.1	18.3	21.5	26.5
9+1	109	-1.4688	16.1358	0.11859	12.1	13.2	14.5	16.1	18.4	21.6	26.7
9+2	110	-1.4723	16.1759	0.11901	12.1	13.2	14.5	16.2	18.4	21.7	26.8
9+3	111	-1.4753	16.2166	0.11943	12.2	13.2	14.5	16.2	18.5	21.8	27.0
9+4	112	-1.4780	16.2580	0.11985	12.2	13.2	14.6	16.3	18.6	21.9	27.2
9+5	113	-1.4803	16.2999	0.12026	12.2	13.3	14.6	16.3	18.6	21.9	27.3

续表

足岁+月	月龄	L	M	S	-3 SD	-2 SD	-1 SD	中位数	1 SD	2 SD	3 SD
								Z-分（BMI 单位为 kg/m²）			
9+6	114	-1.4823	16.3425	0.12067	12.2	13.3	14.6	16.3	18.7	22.0	27.5
9+7	115	-1.4838	16.3858	0.12108	12.3	13.3	14.7	16.4	18.7	22.1	27.6
9+8	116	-1.4850	16.4298	0.12148	12.3	13.4	14.7	16.4	18.8	22.2	27.8
9+9	117	-1.4859	16.4746	0.12188	12.3	13.4	14.7	16.5	18.8	22.3	27.9
9+10	118	-1.4864	16.5200	0.12228	12.3	13.4	14.8	16.5	18.9	22.4	28.1
9+11	119	-1.4866	16.5663	0.12268	12.4	13.4	14.8	16.6	19.0	22.5	28.2
10+0	120	-1.4864	16.6133	0.12307	12.4	13.5	14.8	16.6	19.0	22.6	28.4
10+1	121	-1.4859	16.6612	0.12346	12.4	13.5	14.9	16.7	19.1	22.7	28.5
10+2	122	-1.4851	16.7100	0.12384	12.4	13.5	14.9	16.7	19.2	22.8	28.7
10+3	123	-1.4839	16.7595	0.12422	12.5	13.6	15.0	16.8	19.2	22.8	28.8
10+4	124	-1.4825	16.8100	0.12460	12.5	13.6	15.0	16.8	19.3	22.9	29.0
10+5	125	-1.4807	16.8614	0.12497	12.5	13.6	15.0	16.9	19.4	23.0	29.1
10+6	126	-1.4787	16.9136	0.12534	12.5	13.7	15.1	16.9	19.4	23.1	29.3
10+7	127	-1.4763	16.9667	0.12571	12.6	13.7	15.1	17.0	19.5	23.2	29.4
10+8	128	-1.4737	17.0208	0.12607	12.6	13.7	15.2	17.0	19.6	23.3	29.6
10+9	129	-1.4708	17.0757	0.12643	12.6	13.8	15.2	17.1	19.6	23.4	29.7
10+10	130	-1.4677	17.1316	0.12678	12.7	13.8	15.3	17.1	19.7	23.5	29.9
10+11	131	-1.4642	17.1883	0.12713	12.7	13.8	15.3	17.2	19.8	23.6	30.0
11+0	132	-1.4606	17.2459	0.12748	12.7	13.9	15.3	17.2	19.9	23.7	30.2
11+1	133	-1.4567	17.3044	0.12782	12.8	13.9	15.4	17.3	19.9	23.8	30.3
11+2	134	-1.4526	17.3637	0.12816	12.8	14.0	15.4	17.4	20.0	23.9	30.5
11+3	135	-1.4482	17.4238	0.12849	12.8	14.0	15.5	17.4	20.1	24.0	30.6
11+4	136	-1.4436	17.4847	0.12882	12.9	14.0	15.5	17.5	20.2	24.1	30.8
11+5	137	-1.4389	17.5464	0.12914	12.9	14.1	15.6	17.5	20.2	24.2	30.9
11+6	138	-1.4339	17.6088	0.12946	12.9	14.1	15.6	17.6	20.3	24.3	31.1
11+7	139	-1.4288	17.6719	0.12978	13.0	14.2	15.7	17.7	20.4	24.4	31.2

续表

足岁+月	月龄	L	M	S	\-3 SD	\-2 SD	\-1 SD	中位数	1 SD	2 SD	3 SD
11+8	140	-1.4235	17.7357	0.13009	13.0	14.2	15.7	17.7	20.5	24.5	31.4
11+9	141	-1.4180	17.8001	0.13040	13.0	14.3	15.8	17.8	20.6	24.7	31.5
11+10	142	-1.4123	17.8651	0.13070	13.1	14.3	15.8	17.9	20.6	24.8	31.6
11+11	143	-1.4065	17.9306	0.13099	13.1	14.3	15.9	17.9	20.7	24.9	31.8
12+0	144	-1.4006	17.9966	0.13129	13.2	14.4	16.0	18.0	20.8	25.0	31.9
12+1	145	-1.3945	18.0630	0.13158	13.2	14.4	16.0	18.1	20.9	25.1	32.0
12+2	146	-1.3883	18.1297	0.13186	13.2	14.5	16.1	18.1	21.0	25.2	32.2
12+3	147	-1.3819	18.1967	0.13214	13.3	14.5	16.1	18.2	21.1	25.3	32.3
12+4	148	-1.3755	18.2639	0.13241	13.3	14.6	16.2	18.3	21.1	25.4	32.4
12+5	149	-1.3689	18.3312	0.13268	13.3	14.6	16.2	18.3	21.2	25.5	32.6
12+6	150	-1.3621	18.3986	0.13295	13.4	14.7	16.3	18.4	21.3	25.6	32.7
12+7	151	-1.3553	18.4660	0.13321	13.4	14.7	16.3	18.5	21.4	25.7	32.8
12+8	152	-1.3483	18.5333	0.13347	13.5	14.8	16.4	18.5	21.5	25.8	33.0
12+9	153	-1.3413	18.6006	0.13372	13.5	14.8	16.4	18.6	21.6	25.9	33.1
12+10	154	-1.3341	18.6677	0.13397	13.5	14.8	16.5	18.7	21.6	26.0	33.2
12+11	155	-1.3269	18.7346	0.13421	13.6	14.9	16.6	18.7	21.7	26.1	33.3
13+0	156	-1.3195	18.8012	0.13445	13.6	14.9	16.6	18.8	21.8	26.2	33.4
13+1	157	-1.3121	18.8675	0.13469	13.6	15.0	16.7	18.9	21.9	26.3	33.6
13+2	158	-1.3046	18.9335	0.13492	13.7	15.0	16.7	18.9	22.0	26.4	33.7
13+3	159	-1.2970	18.9991	0.13514	13.7	15.1	16.8	19.0	22.0	26.5	33.8
13+4	160	-1.2894	19.0642	0.13537	13.8	15.1	16.8	19.1	22.1	26.6	33.9
13+5	161	-1.2816	19.1289	0.13559	13.8	15.2	16.9	19.1	22.2	26.7	34.0
13+6	162	-1.2739	19.1931	0.13580	13.8	15.2	16.9	19.2	22.3	26.8	34.1
13+7	163	-1.2661	19.2567	0.13601	13.9	15.2	17.0	19.3	22.4	26.9	34.2
13+8	164	-1.2583	19.3197	0.13622	13.9	15.3	17.0	19.3	22.4	27.0	34.3
13+9	165	-1.2504	19.3820	0.13642	13.9	15.3	17.1	19.4	22.5	27.1	34.4
13+10	166	-1.2425	19.4437	0.13662	14.0	15.4	17.1	19.4	22.6	27.1	34.5

Z-分（BMI 单位为 kg/m²）

续表

足岁+月	月龄	L	M	S	Z-分（BMI 单位为 kg/m²）						
					−3 SD	−2 SD	−1 SD	中位数	1 SD	2 SD	3 SD
13+11	167	−1.2345	19.5045	0.13681	14.0	15.4	17.2	19.5	22.7	27.2	34.6
14+0	168	−1.2266	19.5647	0.13700	14.0	15.4	17.2	19.6	22.7	27.3	34.7
14+1	169	−1.2186	19.6240	0.13719	14.1	15.5	17.3	19.6	22.8	27.4	34.7
14+2	170	−1.2107	19.6824	0.13738	14.1	15.5	17.3	19.7	22.9	27.5	34.8
14+3	171	−1.2027	19.7400	0.13756	14.1	15.6	17.4	19.7	22.9	27.6	34.9
14+4	172	−1.1947	19.7966	0.13774	14.1	15.6	17.4	19.8	23.0	27.7	35.0
14+5	173	−1.1867	19.8523	0.13791	14.2	15.6	17.5	19.9	23.1	27.7	35.1
14+6	174	−1.1788	19.9070	0.13808	14.2	15.7	17.5	19.9	23.1	27.8	35.1
14+7	175	−1.1708	19.9607	0.13825	14.2	15.7	17.6	20.0	23.2	27.9	35.2
14+8	176	−1.1629	20.0133	0.13841	14.3	15.7	17.6	20.0	23.3	28.0	35.3
14+9	177	−1.1549	20.0648	0.13858	14.3	15.8	17.6	20.1	23.3	28.0	35.4
14+10	178	−1.1470	20.1152	0.13873	14.3	15.8	17.7	20.1	23.4	28.1	35.4
14+11	179	−1.1390	20.1644	0.13889	14.3	15.8	17.7	20.2	23.5	28.2	35.5
15+0	180	−1.1311	20.2125	0.13904	14.4	15.9	17.8	20.2	23.5	28.2	35.5
15+1	181	−1.1232	20.2595	0.13920	14.4	15.9	17.8	20.3	23.6	28.3	35.6
15+2	182	−1.1153	20.3053	0.13934	14.4	15.9	17.8	20.3	23.6	28.4	35.7
15+3	183	−1.1074	20.3499	0.13949	14.4	16.0	17.9	20.4	23.7	28.4	35.7
15+4	184	−1.0996	20.3934	0.13963	14.5	16.0	17.9	20.4	23.7	28.5	35.8
15+5	185	−1.0917	20.4357	0.13977	14.5	16.0	17.9	20.4	23.8	28.5	35.8
15+6	186	−1.0838	20.4769	0.13991	14.5	16.0	18.0	20.5	23.8	28.6	35.8
15+7	187	−1.0760	20.5170	0.14005	14.5	16.1	18.0	20.5	23.9	28.6	35.9
15+8	188	−1.0681	20.5560	0.14018	14.5	16.1	18.0	20.6	23.9	28.7	35.9
15+9	189	−1.0603	20.5938	0.14031	14.5	16.1	18.1	20.6	24.0	28.7	36.0
15+10	190	−1.0525	20.6306	0.14044	14.6	16.1	18.1	20.6	24.0	28.8	36.0
15+11	191	−1.0447	20.6663	0.14057	14.6	16.2	18.1	20.7	24.1	28.8	36.0
16+0	192	−1.0368	20.7008	0.14070	14.6	16.2	18.2	20.7	24.1	28.9	36.1

续表

足岁+月	月龄	L	M	S			Z-分（BMI 单位为 kg/m²）				
					−3 SD	−2 SD	−1 SD	中位数	1 SD	2 SD	3 SD
16+1	193	−1.0290	20.7344	0.14082	14.6	16.2	18.2	20.7	24.1	28.9	36.1
16+2	194	−1.0212	20.7668	0.14094	14.6	16.2	18.2	20.8	24.2	29.0	36.1
16+3	195	−1.0134	20.7982	0.14106	14.6	16.2	18.2	20.8	24.2	29.0	36.1
16+4	196	−1.0055	20.8286	0.14118	14.6	16.2	18.3	20.8	24.3	29.0	36.2
16+5	197	−0.9977	20.8580	0.14130	14.6	16.3	18.3	20.9	24.3	29.1	36.2
16+6	198	−0.9898	20.8863	0.14142	14.7	16.3	18.3	20.9	24.3	29.1	36.2
16+7	199	−0.9819	20.9137	0.14153	14.7	16.3	18.3	20.9	24.4	29.1	36.2
16+8	200	−0.9740	20.9401	0.14164	14.7	16.3	18.3	20.9	24.4	29.2	36.2
16+9	201	−0.9661	20.9656	0.14176	14.7	16.3	18.4	21.0	24.4	29.2	36.3
16+10	202	−0.9582	20.9901	0.14187	14.7	16.3	18.4	21.0	24.4	29.2	36.3
16+11	203	−0.9503	21.0138	0.14198	14.7	16.3	18.4	21.0	24.5	29.3	36.3
17+0	204	−0.9423	21.0367	0.14208	14.7	16.4	18.4	21.0	24.5	29.3	36.3
17+1	205	−0.9344	21.0587	0.14219	14.7	16.4	18.4	21.1	24.5	29.3	36.3
17+2	206	−0.9264	21.0801	0.14230	14.7	16.4	18.4	21.1	24.6	29.3	36.3
17+3	207	−0.9184	21.1007	0.14240	14.7	16.4	18.5	21.1	24.6	29.4	36.3
17+4	208	−0.9104	21.1206	0.14250	14.7	16.4	18.5	21.1	24.6	29.4	36.3
17+5	209	−0.9024	21.1399	0.14261	14.7	16.4	18.5	21.1	24.6	29.4	36.3
17+6	210	−0.8944	21.1586	0.14271	14.7	16.4	18.5	21.2	24.6	29.4	36.3
17+7	211	−0.8863	21.1768	0.14281	14.7	16.4	18.5	21.2	24.7	29.4	36.3
17+8	212	−0.8783	21.1944	0.14291	14.7	16.4	18.5	21.2	24.7	29.5	36.3
17+9	213	−0.8703	21.2116	0.14301	14.7	16.4	18.5	21.2	24.7	29.5	36.3
17+10	214	−0.8623	21.2282	0.14311	14.7	16.4	18.5	21.2	24.7	29.5	36.3
17+11	215	−0.8542	21.2444	0.14320	14.7	16.4	18.6	21.2	24.8	29.5	36.3
18+0	216	−0.8462	21.2603	0.14330	14.7	16.4	18.6	21.3	24.8	29.5	36.3
18+1	217	−0.8382	21.2757	0.14340	14.7	16.5	18.6	21.3	24.8	29.5	36.3
18+2	218	−0.8301	21.2908	0.14349	14.7	16.5	18.6	21.3	24.8	29.6	36.3
18+3	219	−0.8221	21.3055	0.14359	14.7	16.5	18.6	21.3	24.8	29.6	36.3

续表

| 足岁+月 | 月龄 | L | M | S | Z-分（BMI 单位为 kg/m²） | | | | | | | |
					−3 SD	−2 SD	−1 SD	中位数	1 SD	2 SD	3 SD
18+4	220	−0.8140	21.3200	0.14368	14.7	16.5	18.6	21.3	24.8	29.6	36.3
18+5	221	−0.8060	21.3341	0.14377	14.7	16.5	18.6	21.3	24.9	29.6	36.2
18+6	222	−0.7980	21.3480	0.14386	14.7	16.5	18.6	21.3	24.9	29.6	36.2
18+7	223	−0.7899	21.3617	0.14396	14.7	16.5	18.6	21.4	24.9	29.6	36.2
18+8	224	−0.7819	21.3752	0.14405	14.7	16.5	18.6	21.4	24.9	29.6	36.2
18+9	225	−0.7738	21.3884	0.14414	14.7	16.5	18.7	21.4	24.9	29.6	36.2
18+10	226	−0.7658	21.4014	0.14423	14.7	16.5	18.7	21.4	24.9	29.6	36.2
18+11	227	−0.7577	21.4143	0.14432	14.7	16.5	18.7	21.4	25.0	29.7	36.2
19+0	228	−0.7496	21.4269	0.14441	14.7	16.5	18.7	21.4	25.0	29.7	36.2

附录 7 各年龄体重指数（BMI）（男）

足岁+月	月龄	L	M	S	-3 SD	-2 SD	-1 SD	中位数	1 SD	2 SD	3 SD
					Z-分（BMI单位为kg/m²）						
5+1	61	-0.7387	15.2641	0.08390	12.1	13.0	14.1	15.3	16.6	18.3	20.2
5+2	62	-0.7621	15.2616	0.08414	12.1	13.0	14.1	15.3	16.6	18.3	20.2
5+3	63	-0.7856	15.2604	0.08439	12.1	13.0	14.1	15.3	16.7	18.3	20.2
5+4	64	-0.8089	15.2605	0.08464	12.1	13.0	14.1	15.3	16.7	18.3	20.3
5+5	65	-0.8322	15.2619	0.08490	12.1	13.0	14.1	15.3	16.7	18.3	20.3
5+6	66	-0.8554	15.2645	0.08516	12.1	13.0	14.1	15.3	16.7	18.4	20.4
5+7	67	-0.8785	15.2684	0.08543	12.1	13.0	14.1	15.3	16.7	18.4	20.4
5+8	68	-0.9015	15.2737	0.08570	12.1	13.0	14.1	15.3	16.7	18.4	20.5
5+9	69	-0.9243	15.2801	0.08597	12.1	13.0	14.1	15.3	16.7	18.4	20.5
5+10	70	-0.9471	15.2877	0.08625	12.1	13.0	14.1	15.3	16.7	18.5	20.6
5+11	71	-0.9697	15.2965	0.08653	12.1	13.0	14.1	15.3	16.7	18.5	20.6
6+0	72	-0.9921	15.3062	0.08682	12.1	13.0	14.1	15.3	16.8	18.5	20.7
6+1	73	-1.0144	15.3169	0.08711	12.1	13.0	14.1	15.3	16.8	18.6	20.8
6+2	74	-1.0365	15.3285	0.08741	12.2	13.1	14.1	15.3	16.8	18.6	20.8
6+3	75	-1.0584	15.3408	0.08771	12.2	13.1	14.1	15.3	16.8	18.6	20.9
6+4	76	-1.0801	15.3540	0.08802	12.2	13.1	14.1	15.4	16.8	18.7	21.0
6+5	77	-1.1017	15.3679	0.08833	12.2	13.1	14.1	15.4	16.9	18.7	21.0
6+6	78	-1.1230	15.3825	0.08865	12.2	13.1	14.1	15.4	16.9	18.7	21.1
6+7	79	-1.1441	15.3978	0.08898	12.2	13.1	14.1	15.4	16.9	18.8	21.2
6+8	80	-1.1649	15.4137	0.08931	12.2	13.1	14.2	15.4	16.9	18.8	21.3
6+9	81	-1.1856	15.4302	0.08964	12.2	13.1	14.2	15.4	17.0	18.9	21.3
6+10	82	-1.2060	15.4473	0.08998	12.2	13.1	14.2	15.4	17.0	18.9	21.4
6+11	83	-1.2261	15.4650	0.09033	12.2	13.1	14.2	15.5	17.0	19.0	21.5
7+0	84	-1.2460	15.4832	0.09068	12.3	13.1	14.2	15.5	17.0	19.0	21.6
7+1	85	-1.2656	15.5019	0.09103	12.3	13.2	14.2	15.5	17.1	19.1	21.7
7+2	86	-1.2849	15.5210	0.09139	12.3	13.2	14.2	15.5	17.1	19.1	21.8

* 2007 WHO 参数，5～19 岁

续表

足岁+月	月龄	L	M	S	Z-分（BMI单位为 kg/m²）						
					-3 SD	-2 SD	-1 SD	中位数	1 SD	2 SD	3 SD
7+3	87	-1.3040	15.5407	0.09176	12.3	13.2	14.3	15.5	17.1	19.2	21.9
7+4	88	-1.3228	15.5608	0.09213	12.3	13.2	14.3	15.5	17.2	19.2	22.0
7+5	89	-1.3414	15.5814	0.09251	12.3	13.2	14.3	15.6	17.2	19.3	22.0
7+6	90	-1.3596	15.6023	0.09289	12.3	13.2	14.3	15.6	17.2	19.3	22.1
7+7	91	-1.3776	15.6237	0.09327	12.3	13.2	14.3	15.6	17.3	19.4	22.2
7+8	92	-1.3953	15.6455	0.09366	12.3	13.2	14.3	15.6	17.3	19.4	22.4
7+9	93	-1.4126	15.6677	0.09406	12.4	13.3	14.3	15.7	17.3	19.5	22.5
7+10	94	-1.4297	15.6903	0.09445	12.4	13.3	14.4	15.7	17.4	19.6	22.6
7+11	95	-1.4464	15.7133	0.09486	12.4	13.3	14.4	15.7	17.4	19.6	22.7
8+0	96	-1.4629	15.7368	0.09526	12.4	13.3	14.4	15.7	17.4	19.7	22.8
8+1	97	-1.4790	15.7606	0.09567	12.4	13.3	14.4	15.8	17.5	19.7	22.9
8+2	98	-1.4947	15.7848	0.09609	12.4	13.3	14.4	15.8	17.5	19.8	23.0
8+3	99	-1.5101	15.8094	0.09651	12.4	13.3	14.4	15.8	17.5	19.9	23.1
8+4	100	-1.5252	15.8344	0.09693	12.4	13.4	14.5	15.8	17.6	19.9	23.3
8+5	101	-1.5399	15.8597	0.09735	12.5	13.4	14.5	15.9	17.6	20.0	23.4
8+6	102	-1.5542	15.8855	0.09778	12.5	13.4	14.5	15.9	17.7	20.1	23.5
8+7	103	-1.5681	15.9116	0.09821	12.5	13.4	14.5	15.9	17.7	20.1	23.6
8+8	104	-1.5817	15.9381	0.09864	12.5	13.4	14.5	15.9	17.7	20.2	23.8
8+9	105	-1.5948	15.9651	0.09907	12.5	13.4	14.6	16.0	17.8	20.3	23.9
8+10	106	-1.6076	15.9925	0.09951	12.5	13.5	14.6	16.0	17.8	20.3	24.0
8+11	107	-1.6199	16.0205	0.09994	12.5	13.5	14.6	16.0	17.9	20.4	24.2
9+0	108	-1.6318	16.0490	0.10038	12.6	13.5	14.6	16.0	17.9	20.5	24.3
9+1	109	-1.6433	16.0781	0.10082	12.6	13.5	14.6	16.1	18.0	20.5	24.4
9+2	110	-1.6544	16.1078	0.10126	12.6	13.5	14.7	16.1	18.0	20.6	24.6
9+3	111	-1.6651	16.1381	0.10170	12.6	13.5	14.7	16.1	18.0	20.7	24.7
9+4	112	-1.6753	16.1692	0.10214	12.6	13.6	14.7	16.2	18.1	20.8	24.9
9+5	113	-1.6851	16.2009	0.10259	12.6	13.6	14.7	16.2	18.1	20.8	25.0

续表

足岁+月	月龄	L	M	S	\-3 SD	\-2 SD	\-1 SD	中位数	1 SD	2 SD	3 SD
								Z-分（BMI 单位为 kg/m²）			
9+6	114	-1.6944	16.2333	0.10303	12.7	13.6	14.8	16.2	18.2	20.9	25.1
9+7	115	-1.7032	16.2665	0.10347	12.7	13.6	14.8	16.3	18.2	21.0	25.3
9+8	116	-1.7116	16.3004	0.10391	12.7	13.6	14.8	16.3	18.3	21.1	25.5
9+9	117	-1.7196	16.3351	0.10435	12.7	13.7	14.8	16.3	18.3	21.2	25.6
9+10	118	-1.7271	16.3704	0.10478	12.7	13.7	14.9	16.4	18.4	21.2	25.8
9+11	119	-1.7341	16.4065	0.10522	12.8	13.7	14.9	16.4	18.4	21.3	25.9
10+0	120	-1.7407	16.4433	0.10566	12.8	13.7	14.9	16.4	18.5	21.4	26.1
10+1	121	-1.7468	16.4807	0.10609	12.8	13.8	15.0	16.5	18.5	21.5	26.2
10+2	122	-1.7525	16.5189	0.10652	12.8	13.8	15.0	16.5	18.6	21.6	26.4
10+3	123	-1.7578	16.5578	0.10695	12.8	13.8	15.0	16.6	18.6	21.7	26.6
10+4	124	-1.7626	16.5974	0.10738	12.9	13.8	15.0	16.6	18.7	21.7	26.7
10+5	125	-1.7670	16.6376	0.10780	12.9	13.9	15.1	16.6	18.8	21.8	26.9
10+6	126	-1.7710	16.6786	0.10823	12.9	13.9	15.1	16.7	18.8	21.9	27.0
10+7	127	-1.7745	16.7203	0.10865	12.9	13.9	15.1	16.7	18.9	22.0	27.2
10+8	128	-1.7777	16.7628	0.10906	13.0	13.9	15.2	16.8	18.9	22.1	27.4
10+9	129	-1.7804	16.8059	0.10948	13.0	14.0	15.2	16.8	19.0	22.2	27.5
10+10	130	-1.7828	16.8497	0.10989	13.0	14.0	15.2	16.9	19.0	22.3	27.7
10+11	131	-1.7847	16.8941	0.11030	13.0	14.0	15.3	16.9	19.1	22.4	27.9
11+0	132	-1.7862	16.9392	0.11070	13.1	14.1	15.3	16.9	19.2	22.5	28.0
11+1	133	-1.7873	16.9850	0.11110	13.1	14.1	15.3	17.0	19.2	22.5	28.2
11+2	134	-1.7881	17.0314	0.11150	13.1	14.1	15.4	17.0	19.3	22.6	28.4
11+3	135	-1.7884	17.0784	0.11189	13.1	14.1	15.4	17.1	19.3	22.7	28.5
11+4	136	-1.7884	17.1262	0.11228	13.2	14.2	15.5	17.1	19.4	22.8	28.7
11+5	137	-1.7880	17.1746	0.11266	13.2	14.2	15.5	17.2	19.5	22.9	28.8
11+6	138	-1.7873	17.2236	0.11304	13.2	14.2	15.5	17.2	19.5	23.0	29.0
11+7	139	-1.7861	17.2734	0.11342	13.2	14.3	15.6	17.3	19.6	23.1	29.2

续表

足岁+月	月龄	L	M	S	Z-分（BMI 单位为 kg/m²）						
					-3 SD	-2 SD	-1 SD	中位数	1 SD	2 SD	3 SD
11+8	140	-1.7846	17.3240	0.11379	13.3	14.3	15.6	17.3	19.7	23.2	29.3
11+9	141	-1.7828	17.3752	0.11415	13.3	14.3	15.7	17.4	19.7	23.3	29.5
11+10	142	-1.7806	17.4272	0.11451	13.3	14.4	15.7	17.4	19.8	23.4	29.6
11+11	143	-1.7780	17.4799	0.11487	13.4	14.4	15.7	17.5	19.9	23.5	29.8
12+0	144	-1.7751	17.5334	0.11522	13.4	14.5	15.8	17.5	19.9	23.6	30.0
12+1	145	-1.7719	17.5877	0.11556	13.4	14.5	15.8	17.6	20.0	23.7	30.1
12+2	146	-1.7684	17.6427	0.11590	13.5	14.5	15.9	17.6	20.1	23.8	30.3
12+3	147	-1.7645	17.6985	0.11623	13.5	14.6	15.9	17.7	20.2	23.9	30.4
12+4	148	-1.7604	17.7551	0.11656	13.5	14.6	16.0	17.8	20.2	24.0	30.6
12+5	149	-1.7559	17.8124	0.11688	13.6	14.6	16.0	17.8	20.3	24.1	30.7
12+6	150	-1.7511	17.8704	0.11720	13.6	14.7	16.1	17.9	20.4	24.2	30.9
12+7	151	-1.7461	17.9292	0.11751	13.6	14.7	16.1	17.9	20.4	24.3	31.0
12+8	152	-1.7408	17.9887	0.11781	13.7	14.8	16.2	18.0	20.5	24.4	31.1
12+9	153	-1.7352	18.0488	0.11811	13.7	14.8	16.2	18.0	20.6	24.5	31.3
12+10	154	-1.7293	18.1096	0.11841	13.7	14.8	16.3	18.1	20.7	24.6	31.4
12+11	155	-1.7232	18.1710	0.11869	13.8	14.9	16.3	18.2	20.8	24.7	31.6
13+0	156	-1.7168	18.2330	0.11898	13.8	14.9	16.4	18.2	20.8	24.8	31.7
13+1	157	-1.7102	18.2955	0.11925	13.8	15.0	16.4	18.3	20.9	24.9	31.8
13+2	158	-1.7033	18.3586	0.11952	13.9	15.0	16.5	18.4	21.0	25.0	31.9
13+3	159	-1.6962	18.4221	0.11979	13.9	15.1	16.5	18.4	21.1	25.1	32.1
13+4	160	-1.6888	18.4860	0.12005	14.0	15.1	16.6	18.5	21.1	25.2	32.2
13+5	161	-1.6811	18.5502	0.12030	14.0	15.2	16.6	18.6	21.2	25.2	32.3
13+6	162	-1.6732	18.6148	0.12055	14.0	15.2	16.7	18.6	21.3	25.3	32.4
13+7	163	-1.6651	18.6795	0.12079	14.1	15.2	16.7	18.7	21.4	25.4	32.6
13+8	164	-1.6568	18.7445	0.12102	14.1	15.3	16.8	18.7	21.5	25.5	32.7
13+9	165	-1.6482	18.8095	0.12125	14.1	15.3	16.8	18.8	21.5	25.6	32.8
13+10	166	-1.6394	18.8746	0.12148	14.2	15.4	16.9	18.9	21.6	25.7	32.9

续表

足岁＋月	月龄	L	M	S	Z-分（BMI 单位为 kg/m²）						
					−3 SD	−2 SD	−1 SD	中位数	1 SD	2 SD	3 SD
13＋11	167	−1.6304	18.9398	0.12170	14.2	15.4	17.0	18.9	21.7	25.8	33.0
14＋0	168	−1.6211	19.0050	0.12191	14.3	15.5	17.0	19.0	21.8	25.9	33.1
14＋1	169	−1.6116	19.0701	0.12212	14.3	15.5	17.1	19.1	21.8	26.0	33.2
14＋2	170	−1.6020	19.1351	0.12233	14.3	15.6	17.1	19.1	21.9	26.1	33.3
14＋3	171	−1.5921	19.2000	0.12253	14.4	15.6	17.2	19.2	22.0	26.2	33.4
14＋4	172	−1.5821	19.2648	0.12272	14.4	15.7	17.2	19.3	22.1	26.3	33.5
14＋5	173	−1.5719	19.3294	0.12291	14.5	15.7	17.3	19.3	22.2	26.4	33.5
14＋6	174	−1.5615	19.3937	0.12310	14.5	15.7	17.3	19.4	22.2	26.5	33.6
14＋7	175	−1.5510	19.4578	0.12328	14.5	15.8	17.4	19.5	22.3	26.5	33.7
14＋8	176	−1.5403	19.5217	0.12346	14.6	15.8	17.4	19.5	22.4	26.6	33.8
14＋9	177	−1.5294	19.5853	0.12363	14.6	15.9	17.5	19.6	22.5	26.7	33.9
14＋10	178	−1.5185	19.6486	0.12380	14.6	15.9	17.5	19.6	22.5	26.8	33.9
14＋11	179	−1.5074	19.7117	0.12396	14.7	16.0	17.6	19.7	22.6	26.9	34.0
15＋0	180	−1.4961	19.7744	0.12412	14.7	16.0	17.6	19.8	22.7	27.0	34.1
15＋1	181	−1.4848	19.8367	0.12428	14.7	16.1	17.7	19.8	22.8	27.1	34.1
15＋2	182	−1.4733	19.8987	0.12443	14.8	16.1	17.8	19.9	22.8	27.1	34.2
15＋3	183	−1.4617	19.9603	0.12458	14.8	16.1	17.8	20.0	22.9	27.2	34.3
15＋4	184	−1.4500	20.0215	0.12473	14.8	16.2	17.9	20.0	23.0	27.3	34.3
15＋5	185	−1.4382	20.0823	0.12487	14.9	16.2	17.9	20.1	23.0	27.4	34.4
15＋6	186	−1.4263	20.1427	0.12501	14.9	16.3	18.0	20.1	23.1	27.4	34.5
15＋7	187	−1.4143	20.2026	0.12514	15.0	16.3	18.0	20.2	23.2	27.5	34.5
15＋8	188	−1.4022	20.2621	0.12528	15.0	16.3	18.1	20.3	23.3	27.6	34.6
15＋9	189	−1.3900	20.3211	0.12541	15.0	16.4	18.1	20.3	23.3	27.7	34.6
15＋10	190	−1.3777	20.3796	0.12554	15.0	16.4	18.2	20.4	23.4	27.7	34.7
15＋11	191	−1.3653	20.4376	0.12567	15.1	16.5	18.2	20.4	23.5	27.8	34.7
16＋0	192	−1.3529	20.4951	0.12579	15.1	16.5	18.2	20.5	23.5	27.9	34.8

续表

足岁+月	月龄	L	M	S	Z-分（BMI 单位为 kg/m²）						
					−3 SD	−2 SD	−1 SD	中位数	1 SD	2 SD	3 SD
16+1	193	−1.3403	20.5521	0.12591	15.1	16.5	18.3	20.6	23.6	27.9	34.8
16+2	194	−1.3277	20.6085	0.12603	15.2	16.6	18.3	20.6	23.7	28.0	34.8
16+3	195	−1.3149	20.6644	0.12615	15.2	16.6	18.4	20.7	23.7	28.1	34.9
16+4	196	−1.3021	20.7197	0.12627	15.2	16.7	18.4	20.7	23.8	28.1	34.9
16+5	197	−1.2892	20.7745	0.12638	15.3	16.7	18.5	20.8	23.8	28.2	35.0
16+6	198	−1.2762	20.8287	0.12650	15.3	16.7	18.5	20.8	23.9	28.3	35.0
16+7	199	−1.2631	20.8824	0.12661	15.3	16.8	18.6	20.9	24.0	28.3	35.0
16+8	200	−1.2499	20.9355	0.12672	15.3	16.8	18.6	20.9	24.0	28.4	35.1
16+9	201	−1.2366	20.9881	0.12683	15.4	16.8	18.7	21.0	24.1	28.5	35.1
16+10	202	−1.2233	21.0400	0.12694	15.4	16.9	18.7	21.0	24.2	28.5	35.1
16+11	203	−1.2098	21.0914	0.12704	15.4	16.9	18.7	21.1	24.2	28.6	35.2
17+0	204	−1.1962	21.1423	0.12715	15.4	16.9	18.8	21.1	24.3	28.6	35.2
17+1	205	−1.1826	21.1925	0.12726	15.5	17.0	18.8	21.2	24.3	28.7	35.2
17+2	206	−1.1688	21.2423	0.12736	15.5	17.0	18.9	21.2	24.4	28.7	35.2
17+3	207	−1.1550	21.2914	0.12746	15.5	17.0	18.9	21.3	24.4	28.8	35.3
17+4	208	−1.1410	21.3400	0.12756	15.5	17.1	18.9	21.3	24.5	28.9	35.3
17+5	209	−1.1270	21.3880	0.12767	15.6	17.1	19.0	21.4	24.5	28.9	35.3
17+6	210	−1.1129	21.4354	0.12777	15.6	17.1	19.0	21.4	24.6	29.0	35.3
17+7	211	−1.0986	21.4822	0.12787	15.6	17.1	19.1	21.5	24.7	29.0	35.4
17+8	212	−1.0843	21.5285	0.12797	15.6	17.2	19.1	21.5	24.7	29.1	35.4
17+9	213	−1.0699	21.5742	0.12807	15.6	17.2	19.1	21.6	24.8	29.1	35.4
17+10	214	−1.0553	21.6193	0.12816	15.7	17.2	19.2	21.6	24.8	29.1	35.4
17+11	215	−1.0407	21.6638	0.12826	15.7	17.3	19.2	21.7	24.9	29.2	35.4
18+0	216	−1.0260	21.7077	0.12836	15.7	17.3	19.2	21.7	24.9	29.2	35.4
18+1	217	−1.0112	21.7510	0.12845	15.7	17.3	19.3	21.8	25.0	29.3	35.4
18+2	218	−0.9962	21.7937	0.12855	15.7	17.3	19.3	21.8	25.0	29.3	35.5
18+3	219	−0.9812	21.8358	0.12864	15.7	17.4	19.3	21.8	25.1	29.4	35.5